医学影像与超声临床诊断

管振记 等◎主编

吉林科学技术出版社

图书在版编目(CIP)数据

医学影像与超声临床诊断/管振记等主编. --长春:
吉林科学技术出版社，2024.5
ISBN 978-7-5744-1311-5

I. ①医…II. ①管…III. ①影像诊断②超声波诊断
IV.①R445

中国国家版本馆 CIP 数据核字(2024)第 092123 号

医学影像与超声临床诊断

YIXUE YINGXIANG YU CHAOSHENG LINCHUANG ZHENDUAN

主　　编　管振记　房泽辉　刘　磊　杨　诚　任山云　王　佳
出 版 人　宛　霞
责任编辑　隋云平
封面设计　石　加
制　　版　石　加
幅面尺寸　185mm×260mm
开　　本　16
字　　数　150 千字
印　　张　10
印　　数　1-1500 册
版　　次　2024 年 5 月第 1 版
印　　次　2024 年 12 月第 1 次印刷

出　　版　吉林科学技术出版社
发　　行　吉林科学技术出版社
地　　址　长春市南关区福祉大路 5788 号出版大厦 A 座
邮　　编　130118
发行部电话/传真　0431—81629529　　81629530　　81629531
　　　　　　　　　81629532　　81629533　　81629534
储运部电话　0431-86059116
编辑部电话　0431-81629510
印　　刷　三河市嵩川印刷有限公司

书　　号　ISBN 978-7-5744-1311-5
定　　价　60.00 元

《医学影像与超声临床诊断》

编委会

前　言

　　影像学检查在疾病诊断与鉴别诊断方面发挥着越来越重要的作用，患者就医时，有一部分患者需要做影像学检查。全书介绍了医学影像检查技术的基本原理和相关知识，重点介绍了 CT 诊断、超声诊断、MRI 诊断等内容，包括对各系统常见疾病的临床病理特点、影像诊断与鉴别诊断等内容的介绍。全面系统地阐述医学影像学的最新进展、新理论、新技术，着重强调医学影像在临床实践中的具体应用。力争做到布局合理、层次分明、重点突出。本书具有较高的实用性和参考价值，可供医学影像技术、医学影像学及相关专业的医务人员作为参考用书。

目 录

第一章　循环系统疾病的 CT 诊断

第一节　心脏及大血管损伤

一、心脏外伤

心脏外伤分为钝挫伤和穿透性损伤两类。在钝挫伤中较常见的为心包损伤引起的出血或心包积液，多并发肋骨骨折、血气胸或肺挫伤。

（一）概述

（1）胸骨与胸椎压迫心脏使之破裂。

（2）直接或间接的胸膜腔内压突然增加而致心脏破裂。

（3）心脏挫伤、心肌软化坏死致心脏迟发性破裂；也有人认为心脏迟发性破裂是心内膜撕裂的结果。

（4）心肌梗死：冠状动脉损伤所致。

（5）枪击伤或刺伤直接损伤心脏。

（二）CT 表现

严重挫伤所致的心脏破裂，平扫可见高密度心包积血及胸腔积血。穿透性损伤中，被锐器刺伤的心脏可自行封闭导致心脏压塞而无大量出血；如仅刺伤心包，可引起心包积气和（或）出血，而 CT 表现为心包积气或液气心包。

二、胸主动脉及大血管损伤

（一）概述

其病因多见于交通事故突然减速、胸部受方向盘的撞击或被抛出车外的人，以及高空坠落者。损伤机制包括血管的剪切力和断骨片的直接作用。主动脉峡部是剪切伤所致撕裂的最好发部位，约占85%。当发生第一肋骨、锁骨骨折时，可损伤锁骨下动脉、无名动脉及颈总动脉。

（二）CT 表现

平扫可见等密度或稍高密度的圆形、椭圆形阴影，但难以区分是假性动脉瘤或纵隔血肿。增强扫描可表现为以下一个或多个征象。①假性动脉瘤：位于主动脉弓旁。破口小者瘤体强化明显迟于主动脉并排空延迟即"晚进晚出征"；破口大者这种时间差不大；②主动脉夹层分离；③血管边缘不规则，壁厚薄不均；④主动脉周围血肿：常见，无强化，紧贴主动脉者高度提示主动脉撕裂；远离者多为小血管破裂；⑤其他：如气管、食管推挤移位，胸骨、胸椎及第1～3肋骨骨折等，均提示有胸主动脉及大的分支损伤可能。

目前，各种影像难以鉴别主动脉内膜轻微损伤与主动脉粥样硬化。

第二节　冠心病

冠状动脉粥样硬化性心脏病（CHD）简称冠心病，指冠状动脉粥样硬化所致管腔狭窄导致心肌缺血而引起的心脏病变。动脉粥样硬化的发生与年龄、性别有关，实质上发生在青少年，临床表现常在中年以后，随着年龄的增长而增多，男性多于女性，冠心病包括心绞痛、心律失常、心肌梗死、心力衰竭、心室颤动和心搏骤停。动脉粥样硬化的病理变化主要累及体循环系统的大型肌弹力型动脉（如主动脉）和中型肌弹力型动脉（以冠状动脉和脑动脉罹患最多）内膜，以动脉内膜斑块形成、动脉壁增厚、胶原纤维增多、管壁弹性降低和钙化为特征。由于动脉内膜积聚的脂质外观呈黄色粥样，故称之为动脉粥样硬化。

一、冠状动脉钙化

冠状动脉钙化（CAC）是冠状动脉粥样硬化的标志，而后者是冠状动脉疾病的病理生理基础。准确识别和精确定量 CAC 对评估冠状动脉粥样硬化的病变程度和范围十分有效，在计算钙化积分方面，因 MSCT 较 EBCT 层厚更薄，部分容积效应更小；其信噪比也较 EBCT 高，可更精确地发现更小和更低密度的钙化灶。

与冠脉钙化的相关因素如下：

（1）冠脉钙化积分与冠脉狭窄程度及狭窄指数呈正相关，钙化积分越高，则冠脉狭窄的发生率也越高。

（2）但有时部分患者虽钙化积分很高，但由于代偿性的血管重构，可无明显的冠脉狭窄。

（3）年轻患者可因冠脉痉挛、斑块破裂引起冠脉事件，但无冠脉钙化出现。

（4）年龄越大，则钙化评分的敏感性越高，特异性越低。年龄越小，钙化评分的敏感性越低，特异性越高。

（5）当多根血管出现钙化临床意义更大。

（6）在评价冠脉钙化积分曲线图时，对超过年龄和性别所对应的 75% 危险性时，更具有临床意义。

（7）发生冠脉事件的患者钙化积分增长率为 35%，并明显高于未发生冠脉事件的 22%。

（8）调脂疗法后的患者钙化增长率可明显降低。

二、粥样硬化斑块

除 MSCT 外，目前对斑块成分的评价有血管内视镜、血管内超声和 MRI，前两者均为有创检查，后者虽对斑块成分的评价准确性更高，但其显示冠脉分支的数目较 MSCT 少。

（1）MSCTA 最大的优势是可直接、清晰显示冠脉粥样硬化斑块，表现为引起冠脉狭窄的血管壁上的充盈缺损。

（2）可对冠脉斑块成分做定性和定量分析，其不仅能发现小斑块，还可根据 CT 值来区分脂质、纤维和钙化斑块（CT 值，脂质斑块：＜50 Hu；纤维斑块：70～100 Hu；钙化斑块：＞130 Hu）。

（3）尤其对富含脂质的易破裂的脂质斑块 CT 值具有特征性。

（4）斑块的 CT 值越低，斑块就越不稳定，越易发生冠脉事件。早期易破碎的斑块的检出对于避免急性冠脉事件的发生至关重要。

（5）脂质和纤维斑块所测的 CT 值常表现为高于实际密度，主要是考虑部分容积效应的影响，因为斑块体积常较小，血管腔内又充满高浓度的对比剂；另外脂质斑块还含有其他高于脂质密度的成分。

三、冠脉狭窄

是冠状动脉粥样硬化病理改变中最常见并具特征性的表现。MSCTA 不仅可清晰显示冠脉管腔的狭窄，并且能准确判断管腔狭窄的形态、程度和范围。

（一）对冠脉狭窄敏感性和特异性的评价

对于直径≥1.5 mm 的冠状动脉节段，MSCTA 检测冠脉狭窄（＞50%）的敏感度为 82%～93%，特异度为 95%～97%，阳性预测值为 71%～82%，阴性预测值为 95%～98%，这些数据表明 MSCTA 显示冠脉狭窄的准确性临床意义大。

（二）对冠脉狭窄的测量及分级

目测法是目前常用的判断冠脉狭窄的方法，它是以狭窄近心端和远心端相邻的正常血管直径为 100%，狭窄处血管减少的百分数为狭窄程度。

冠脉狭窄计算公式为：血管狭窄程度=（狭窄近心端正常血管直径-狭窄直径）/狭窄远心端正常直径×100%。若血管直径减少 4/10 称之为 40% 的狭窄，根据冠脉直径减少的百分数可计算出其面积减少的百分数（利用圆面积计算公式 πr^2），狭窄直径减少 50% 相当于面积减少 75%。

冠脉狭窄依其程度分为 4 级。I 级：狭窄＜25%；II 级：狭窄为 25%～50%；III 级：狭窄为 51%～75%；IV 级：狭窄＞76% 以上或闭塞。

（1）冠脉狭窄程度≥50%（面积减少≥75%）时，运动可诱发心肌缺血，故将此称为有临床意义的病变。

（2）虽然＜50% 的冠脉狭窄在血流动力学上可无显著意义，但当粥样斑块发生破裂或糜烂而继发血栓形成可演变为急性冠脉综合征（包括不稳定型心绞痛、无 ST 段抬高的心肌梗死和有 ST 段抬高的心肌梗死）从而导致冠脉完全或不完全闭塞，并出现一组临床综合征。

（3）当狭窄程度达 80% 以上时，在静息状态冠脉血流量就已经减少。

（三）对冠脉狭窄的形态评价

由于血流动力学的作用，冠脉粥样硬化多见于左前降支、左回旋支和右冠状动脉及其较粗大的分支血管，发生的部位常见血管开口、分叉和弯曲处，血管狭窄的形态表现各异。

（1）向心性狭窄：指粥样硬化斑块以冠脉管腔中心线为中心均匀地向内缩窄。

（2）偏心性狭窄：指斑块向血管腔中心线不均匀缩窄或从中心线一侧缩窄。本型临床多见，在某一体位对其观察可能被漏诊或低估其狭窄程度，因此，要多体位观察，在判断其狭窄程度时应以多个体位上的狭窄程度平均值计算。

（3）不规则性狭窄：指管腔狭窄程度＜25% 的不规则弥漫性狭窄。

（4）管壁增厚性狭窄。

（5）冠脉完全闭塞：①闭塞部位的血管未强化，其远侧的血管强化程度主要取决于侧支循环的建立情况。因冠脉侧支循环较丰富，故闭塞部位远侧的血管常能明显强化，据此可测出血管闭塞的长度；②当闭塞段仅为数毫米或较短时，因其两侧管腔内含对比剂使其类似于重度狭窄的表现；③闭塞端形态：鼠尾样逐渐变细多为病变进展缓慢所致；"截断"现象常为斑块破裂急性血栓形成而引起。

对冠脉狭窄范围的评价如下：

①局限性狭窄：狭窄长度＜10 mm，此型最常见。

②管状狭窄：长度在 10～20 mm，发生率仅次于前者。

③弥漫性狭窄：指狭窄长度＞20 mm，常伴有明显钙化，对血流动力学影响明显，多见于高龄和或并发糖尿病的患者。

④精确测量冠脉狭窄长度对选择介入治疗的方案至关重要。

（四）对冠脉管壁粥样硬化的评价

（1）正常冠脉管壁在 MSCTA 上多不显示或呈窄环状。

（2）斑块形成见管壁增厚隆起致相应管腔狭窄，常伴有钙化。

（3）斑块溃疡形成呈表面凹凸状。

（4）严重粥样硬化表现为管壁多发团块状或串珠样钙化，由于血管重构常不引起管腔明显狭窄。

四、冠脉扩张和动脉瘤

（1）冠脉局限性扩张部位的直径≥7 mm 或超过邻近血管直径平均值 1.5 倍称为动脉瘤。若为弥漫性扩张则称为冠脉扩张。

（2）动脉瘤呈囊状、梭形或不规则形，可见钙化，血栓少见。

（3）冠脉扩张可伴有或不伴有狭窄，前者呈串珠样特征性改变。

五、冠脉变异和畸形

（一）对冠脉异位起源的评价

（1）冠脉正常情况以直角源于相应主动脉窦的中部，起源异常指冠脉开口于其他部位，并常与根窦部呈锐角或切线位，多并发分布异常。

（2）MSCTA 多方位、多角度观察图像，可清楚显示冠脉开口和分布异常，诊断价值高，对预防因冠脉变异而造成的猝死临床意义大。

（二）冠脉瘘

指冠状动脉主干及其分支直接与右心腔、肺动脉、冠状静脉窦等异常交通。

（1）MSCTA 清楚显示冠状动脉异常迂曲延长和增粗。

（2）患处冠脉呈均匀性或局限性扩张，后者表现为梭形或囊状动脉瘤样改变，远端变细，与心腔或血管异常交通。

（3）本病须与主动脉心腔隧道鉴别，后者起自主动脉窦上方，而冠脉的起源、分布和管径均正常。

六、冠脉内支架

在血管短轴位上正常支架表现为环形，长轴位则呈平行轨道状或弹簧圈状。

（1）支架术后约 20%发生再狭窄，部分患者在充满对比剂的高密度支架腔内，见血管内膜过度增生形成的局限性或弥漫性软组织充盈缺损。

（2）支架变形、扭转，远端血管明显变细或呈断续状显影常表明有严重的支架内再狭窄。

（3）支架腔内无对比剂充盈或支架近端管腔充盈而远端管腔未充盈则提示支架管腔完全闭塞。

七、冠脉桥血管

1.桥血管开通

当桥血管腔内的密度与同层面的升主动脉相仿表明桥血管开通。

2.桥血管狭窄

MSCTA 能准确评价桥血管有无狭窄，评价桥血管狭窄的程度以狭窄两端相对正常的桥血管直径为基准。

3.桥血管闭塞

桥血管未显影或近端吻合口呈残根样显影，其远端未显影。

八、心肌缺血、心肌梗死及其并发症

（一）心肌缺血

（1）首次灌注图像为局部低密度区，延迟 0.5～2h 见低密度被填充呈等密度，心肌强化的时间-密度曲线为缓慢上升型。

（2）心肌时间-密度曲线为低小型，大致与正常心肌相似。

（3）观察心肌运动异常时，应注意室壁运动异常的范围与心肌灌注低密度区的范围是否一致。

（4）根据心肌缺血部位可推断受累的冠脉分支。

（二）心肌梗死

（1）局部心肌变薄。

（2）节段性室壁收缩期增厚率减低（正常值为 30%～60%）。

（3）直至壁运动功能异常包括运动减弱、消失和矛盾运动。

（4）增强扫描早期病灶不强化呈低密度，数分钟至数小时后出现延迟性强化，呈片状较高密度区。

（三）心肌梗死并发症

（1）（真性）室壁瘤：①发生率为 20%，多为单发，80% 以上累及左室前侧壁和心尖部；②心肌显著变薄，收缩期向外膨出，膨出部分无搏动或呈矛盾运动，后者更具有临床价值；③44%～78% 并发附壁血栓，表现为充盈缺损；④部分室壁瘤壁出现高密度钙化。

（2）假性室壁瘤：瘤壁由心包构成，心肌破口邻近的心包与心肌粘连而不发生心脏压塞。

（3）乳头肌梗死：导致二尖瓣关闭不全，严重者出现急性心力衰竭。

（4）心脏破裂：多在梗死后 1 周左右，血液经心室壁破口涌入心包腔，造成致死性急性心脏压塞。

（5）梗死后心包、胸腔积液。

九、心功能分析

MSCTA 在测定每搏心排血量、左室容积和射血分数方面均具有很大的临床价值，准确性高，可较全面地评价冠脉粥样硬化引起心肌缺血所导致的心功能改变。

第三节 先天性心脏病

先天性心脏病可按病理、生理的血流动力学改变分为左向右、右向左和无分流三类；按临床分为发绀和无发绀两型；按 X 线片肺血情况分为肺血增多、肺血减少和肺血无明显改变三型。

一、房间隔缺损

房间隔缺损（ASD）是最常见的先天性心脏病之一，约占先天性心脏病的 20%，男女发病之比为 1∶3。按缺损部位分为第一孔（原发孔）型、第二孔（继发孔）型以及其他类型。原发孔型位于房间隔下部，常并发心内膜垫缺损；继发孔型位于卵圆窝区域；其他类型有上腔型或静脉窦型（位于房间隔的上部）、冠状窦型（位于正常冠状窦位置）与下腔静脉型（位于卵圆窝与下腔静脉之间）。缺损的数目通常是 1 个，偶尔可以是多个，大小为 1～4 cm，若大到完全缺如则称为公共心房，也可小到针孔样，多为筛孔称 Chiari network 型。

CT 平扫难以直接显示缺损的部位和大小，诊断价值不大，但可显示心脏线的增大。MSCT 增强薄层扫描能够显示有无房间隔缺损、缺损的位置和大小，特别是在 MPR 和三维重组图像上。

（一）直接征象

在增强薄层扫描上可以显示房间隔影像连续性中断，并能直接测量缺损的大小。

1.继发型

缺损主要位于卵圆窝部位，其下缘与房室瓣间尚保留一定房间隔，两组房室瓣完整。

2.原发孔型

房间隔缺损其下缘消失直抵房室瓣环，如果两组房室瓣环相贯通成为一组房室瓣，其下室间隔不连续，则为完全性心内膜垫缺损的重要指征。

（二）间接征象

右心房、右心室增大，肺纹理增多。

二、室间隔缺损

室间隔缺损（VSD），约占先天性心脏病的 25%。根据发生部位分为膜部缺损（占 80%）、肌部缺损（占 10%）及其他类型（占 10%）。根据临床结合病理分为小孔型（2～8 mm）、中孔型（9～15 mm）和大孔型（16～20 mm）室间隔缺损。

室间隔缺损的血流动力学异常取决于缺损孔的大小及肺血管阻力。孔的大小随年龄增大而变小，而肺血管阻力则可随年龄增大而增高。初期由左向右分流，当肺血管阻力达到或超过体循环阻力时，发生双向或由右向左分流，出现 Eisenmenger 综合征表现。

增强薄层 CT 扫描可以显示室间隔的缺损情况，特别是采用心电门控 CT 扫描时，MPR 和三维重组能够更清晰地显示室间隔缺损的部位和大小。同时可以显示各房室的大小形态和心室壁的厚度。

（一）直接征象

VSD 直接征象是室间隔中断，不连续。嵴上型室间隔缺损，于肺动脉瓣下层面显示球部间隔中断。肌部室间隔缺损，常较小，于心室层面靠近心尖部见肌部室间隔中断，多为 2～3 mm 大小。膜部室间隔缺损，在主动脉瓣下层面见室间隔连续性中断。隔瓣后型室间隔缺损，多在二尖瓣、三尖瓣显示层面于隔瓣后见两心室间交通，缺损邻近三尖瓣环。

（二）间接征象

分流量大者可见左、右心室增大，肺血管纹理增粗、增多。

三、动脉导管未闭

动脉导管未闭（PDA）是最常见的先天性心脏病之一，约占先天性心脏病的 15%，男女发病之比为 1∶3。动脉导管是胎儿期肺动脉与主动脉的交通血管，出生后不久即闭合，出生后一年在解剖学上应完全关闭，如不闭合，称动脉导管未闭，它可单独存在或并发其他畸形，未闭导管长 6～20 mm，宽 2～10 mm，呈管型、漏斗型或窗型等。

在整个心动周期，主、肺动脉间都存在压力差，所以，主动脉内的血液不断地流向肺动脉，分流量的大小与动脉导管的阻力及肺血管阻力直接相关，导管口越小、管越长则阻力越大，导管口越大则阻力越小。分流量的增大，使左心负荷增加，右心射血阻力增加，但左心较右心严重。当肺血管阻力高于体循环时，出现由右向左为主的双向分流。

心电门控下增强薄层 CT 扫描，三维重组和 MPR 重组能够清晰显示位于主动脉与肺动脉之间未闭合的动脉导管，能够清晰地显示导管的位置、管径大小、管径长度和形态。同时能够显示各房室的大小以及室壁的厚度，可以表现为左心房和左心室增大，左心室壁增厚等改变。但 CT 不能反映该病的血流动力学改变。

（一）直接征象

在主动脉弓水平见一条增强的血管与主肺动脉或肺动脉相连续，主动脉端膨大，肺动脉端相对细小。VR 和 MIP 等重组方式均能很好地观察到该征象。

（二）间接征象

较大的动脉导管未闭合患者，可见左心室增大。有肺动脉高压时可见主肺动脉和左右肺动脉增宽。

四、肺动脉狭窄

肺动脉狭窄，该畸形病占先天性心脏病的 10%，男女发病之比约为 3∶2。其中 2/3 的患者并发其他心脏畸形。可分为瓣型、瓣上型、瓣下型及混合型四种类型狭窄。瓣型狭窄是三片瓣叶融合，呈穹隆形结构，顶部为一小孔，约占 90%；瓣上型狭窄可累及肺动脉干、分叉部、主分支或周围分支；瓣下型狭窄多是漏斗型，常并发室间隔缺损，漏斗部肌肉弥漫性肥厚造成狭窄。右心室流出道的阻塞，造成压力阶差，使右心室压力超负荷，因而发生肥厚，长期以后易导致右心衰竭。右心压力过高时，卵圆孔开放，从而出现自右向左分流的现象。

（一）直接征象

MSCT 可以采用横轴位、三维重组、MPR 和 MIP 等成像进行多角度和多方位观察。

1.瓣上型狭窄

CT 可显示其狭窄的部位、程度和病变累及的长度及数目。在一侧肺动脉狭窄时，对侧肺动脉常见扩张。

2.漏斗部狭窄

MPR 重组能够显示右心室肥厚的肌束向流出道突出，使流出道变窄，同时可以显示第三心室。

3.瓣膜狭窄者

能够显示肺动脉瓣膜口呈幕顶状狭窄，同时可见狭窄后的主、肺动脉扩张。CT 扫描可测量主、肺动脉和两侧肺动脉的径线。

（二）间接征象

同时能够显示右心室肥厚，以及能够显示同时伴有的其他先天性畸形等。

五、法洛四联症

法洛四联症是由先天性的室间隔缺损、主动脉骑跨、肺动脉狭窄及以后继发的右心室肥厚组成。在先天性心脏病中占 12%～14%，在发绀型心脏畸形中则居首位，占 50%，男女发病之比约为 1∶1。法洛四联症以室间隔缺损与肺动脉狭窄为主要表现。缺损多在膜部，一般较大，达 10～25 mm。肺动脉狭窄使右心室漏斗部肌肉肥厚呈管状或环状狭窄，主动脉向前、右方移位；又因肺动脉狭窄，心脏收缩期大部分血射向主动脉，使主动脉管径增粗，为肺动脉的 3～4 倍。右心室因喷出处梗阻而肥厚。

CT 可显示动脉转位及心脏房室的大小。在心电门控下增强 CT 扫描、MPR 以及三维重组能够清晰显示各种解剖结构的异常。

1.肺动脉狭窄

于右心流出道至肺动脉层面可见流出道肌肥厚致使其不同程度狭窄。可以观察主肺动脉、左右肺动脉发育情况，是否有狭窄等。

2.室间隔缺损

主动脉瓣下室间隔中断为膜部缺损的表现；于肺动脉瓣下室间隔中断为嵴上型缺损；于心室肌部间隔中断为肌部缺损。

3.主动脉骑跨

于主动脉根部水平，显示主动脉窦前移，主动脉增粗扩张骑跨于室间隔上。

4.右心室肥厚

MSCT 能够较满意显示右心室大小、形态及漏斗部的发育情况。右心室壁增厚，甚至超过左心室壁的厚度。右心室内的肌小梁明显增粗。

5.体-肺侧支循环

CT 三维重组能够清晰显示体-肺侧支循环的情况。

六、主动脉-肺动脉间隔缺损

主动脉-肺动脉间隔缺损是少见的先天性心脏病，约占 1.5%，男女发病之比约为 2：1。在胚胎发生时，正常原始主动脉分隔在胚胎第 5～8 周逐渐形成。将大动脉分隔为位于右后方的主动脉和左前方的肺动脉。如果原始主动脉分隔不完全，心脏未回转或回转不完全，导致发生主动脉-肺动脉间隔缺损。依据主动脉-肺动脉间隔缺损部位分为三型：Ⅰ型：主动脉-肺动脉间隔缺损紧位于半月瓣上方；Ⅱ型：主动脉-肺动脉间隔缺损远离半月瓣上方；Ⅲ型：主动脉-肺动脉间隔全部缺损，双半月瓣环及瓣叶完整。

CT 增强扫描可以直接显示心脏和大血管的解剖结构。

（一）直接征象

主动脉-肺动脉间隔缺损时，于主动脉弓下层面见主动脉与肺动脉间分隔消失，主动脉左后壁与肺动脉右前壁相连通。

（二）间接征象

主动脉-肺动脉间隔缺损一般均较大。可见以左心室增大为主的双室增大。有肺动脉高压存在，可见主、肺动脉及左、右肺动脉增宽，两肺野血管纹理增多、增粗，右心室增大肥厚。

（三）三维重组

可以直接显示主动脉-肺动脉间隔缺损解剖及分型。

七、先天性主动脉缩窄

先天性主动脉缩窄占先天性心脏病的 6%～10%，本病多见于男性，男女发病之比为 3∶1～5∶1。90%以上缩窄发生在左锁骨下动脉开口远端、动脉导管或韧带所在区域（峡部）。胚胎时期主动脉供血分为上、下两部，两部的交界是与动脉导管相连的主动脉峡部。峡部血流量与动脉导管发育有着直接的关系，若峡部血流量过少，将导致该部发育不全、狭窄以致闭锁。

主动脉缩窄分型：①单纯型（成人型）：主动脉缩窄位于峡部，动脉导管已闭锁，不合并其他畸形；②复杂型：又分为两个亚型。

婴儿型：并发 PDA 等其他心血管畸形，缩窄位于动脉导管的近心端者常有分界性发绀。缩窄位于动脉导管的远心端者常伴有肺动脉高压。不典型型：见有并存主动脉弓发育不全，波及无名动脉和左锁骨下动脉之间，形成狭窄；或仅见并存头臂动脉开口部狭窄；或伴有部位不典型或多发狭窄。侧支循环形成与主动脉缩窄的部位及程度相关。

（一）CT 增强检查

（1）MSCT 能够显示主动脉缩窄的部位、程度和范围，能较准确测量缩窄部的管腔内径、病变长度，能清楚显示缩窄远、近端主动脉状况，常可见升主动脉扩张及缩窄远端主动脉的狭窄后扩张等表现。

（2）能够显示并存的动脉导管未闭，其呈鸟嘴状或管状，由升主动脉前壁伸向左肺动脉，能测定动脉导管的大小，并能显示动脉导管与缩窄处的关系，从而可确定主动脉缩窄是导管前型还是导管后型。

（3）能够了解主动脉弓有无发育不良及狭窄程度。

（4）侧支循环状况，其中以锁骨下动脉-肋间动脉系统最常见。

（二）三维重组

对主动脉缩窄作三维重组能更直观地显示缩窄部的管腔内径、病变长度、部位、有无动脉导管未闭及侧支循环的解剖细节等。

八、肺静脉异位引流

肺静脉异位引流又称为肺静脉回流异常，指单支、多支或全部肺静脉未引流入解剖左心房，而是直接引流或间接经体静脉引流入右心房。可分为部分性和完全性肺静脉异位引流，前者是指单支或多支肺静脉与右心房连接，后者是指全部肺静脉未直接引流入左心房，而是直接或间接经体静脉引流入右心房系统。作为单发畸形，占先天性心脏病的 0.6%～1%，男女发病之比约为 2：1。病理解剖上肺静脉各支汇合成一支总干于左心房后方引流入左无名静脉、右上腔静脉或向下经横膈入下腔静脉或直接引流入右心房。根据异位引流部位分为四型：①心上型：肺静脉汇合成一支总干引流入垂直静脉→左无名静脉→右上腔静脉→右心房，约占 50%；②心脏型：全部肺静脉直接引流入右心房或冠状静脉窦，约占 30%；③心下型：肺静脉汇合成一支总干经横膈下行引流入下腔静脉、门静脉或肝静脉，约占 13%。心下型肺静脉异位引流几乎均因静脉回流受阻而存在肺静脉高压；④混合型：肺静脉各支分别引流至腔静脉或右房不同部位，约占 7%。

完全性肺静脉异位引流最主要的并发畸形是房间隔缺损。

（一）增强扫描

CT可清楚显示两心房的形态及上、下腔静脉结构。

1.心上型

左心房小，无肺静脉直接引入。全部肺静脉于左心房后汇合成一支粗大总干引流入垂直静脉→左无名静脉→右上腔静脉→右心房。上述静脉高度扩张，右心房增大。垂直静脉走行于左主支气管和左肺动脉之间。

2.心脏型

左心房小，无肺静脉直接引入。全部肺静脉直接引流入右心房或汇合成总干引入冠状静脉窦。右心房及冠状静脉窦扩大。

3.心下型

左心房小，无肺静脉直接引入。全部肺静脉汇合成一支总干经膈肌食管裂孔下行引流入下腔静脉、门静脉或肝静脉。

4.并发畸形的分析

房间隔缺损是最常见的畸形。

（二）三维重组

可以显示异位引流的肺静脉与腔静脉、右心房的连接关系，显示引流部位。直观显示上述细节，有利于手术方案的设计。

第二章　消化系统疾病的 CT 诊断

第一节　胃癌

胃癌是最常见的恶性肿瘤之一，好发年龄在 40～60 岁，男性多于女性，好发于胃窦部小弯侧，是由胃黏膜上皮和腺上皮发生的恶性肿瘤。早期胃癌是指癌组织浸润仅限于黏膜及黏膜下层，未侵及肌层，不论有无淋巴结转移；中晚期胃癌（进展期胃癌）指癌组织浸润超过黏膜下层或浸润胃壁全层。

CT 表现：

1.正常胃壁

厚度＜5 mm，注射对比剂后有明显强化，可表现为单层、部分两层或三层结构。

2.蕈伞型

表现为突向腔内的分叶状或菜花状软组织肿块，表面不光整，常有溃疡形成。

3.浸润型

表现为胃壁不规则增厚，增厚的胃壁内缘多凹凸不平，范围可以是局限或广泛的。胃周围脂肪线消失提示癌肿已突破胃壁，并对肝、腹膜后等部位转移很有帮助。

4.溃疡型

形成大而浅的腔内溃疡，边缘不规则，底部多不光整，其周边的胃壁增厚较明显，并向胃腔内突出。利用三维重组可很好地显示肿块中央的溃疡以及溃疡与环堤的关系。

5.胃腔狭窄

表现为胃壁增厚的基础上的胃腔狭窄、胃壁僵直。

6.增强扫描

增厚的胃壁或腔内肿块有不同程度的强化。

7.胃癌 CT 可分为四期

（1）I期：表现胃腔内有肿块，无胃壁增厚，无邻近或远处转移。

（2）II期：表现胃壁厚度超过 10 mm，但癌未超出胃壁。

（3）III期：表现胃壁增厚，并侵犯邻近器官，但无远处转移。

（4）IV期：有远处转移。

8.鉴别诊断

（1）胃淋巴瘤：单发或多发结节或肿块，边缘光滑或轻度分叶，病变大，病变范围广泛可越过贲门或幽门侵犯食管下端或十二指肠，胃壁增厚明显常超过 10 mm，但仍保持一定的扩张度和柔软性，胃与邻近的器官之间脂肪间隙存在，常伴有腹腔内淋巴结肿大。

（2）胃间质瘤：是发生于胃黏膜下的肿瘤，病变部位黏膜撑开展平，但无连续性中断，胃壁柔软，蠕动正常，肿瘤大多位于胃体呈外生型生长，腔内型少见，呈息肉状，黏膜表面可有溃疡，可见气体、液体或口服对比剂进入。

第二节　直肠癌

直肠癌是直肠乙状结肠交界处至齿状线之间的癌，是消化道常见的恶性肿瘤，男性多见，多发年龄为 40～50 岁。

CT 表现：

1.早期表现

仅一侧直肠壁增厚，随着病变发展可侵犯肠管全周，肿瘤向外周扩展形成肿块，侵犯直肠周围间隙。

2.直肠周围淋巴结肿大

表现为直肠周围脂肪间隙内出现直径＞1 cm 的结节状软组织影。

3.直肠癌 Dukes 分期

（1）A 期：癌肿浸润深度限于直肠壁内，未超出浆肌层，且无淋巴结转移。

（2）B 期：癌肿超出浆肌层，侵入浆膜外或直肠周围组织，但无淋巴结转移。

（3）C 期：癌肿侵犯肠壁全层，伴有淋巴结转移。

（4）D 期：癌肿伴有远处器官转移，或因局部广泛浸润或淋巴结广泛转移。

第三节　阑尾炎

阑尾炎是外科常见病，属于化脓性炎症，由于阑尾管腔阻塞导致细菌感染引起。根据病程常分为急性阑尾炎和慢性阑尾炎，急性阑尾炎在病理上分为单纯性阑尾炎、化脓性阑尾炎、坏疽性阑尾炎。慢性阑尾炎多为急性阑尾炎转变而来。

CT 表现：

1.正常阑尾

多数位于盲肠末端的内后侧，CT 表现为细管状或环状结构，外径一般不超过 6 mm。

2.急性阑尾炎

阑尾壁呈环状、对称性增厚，横径超过 6 mm，密度接近或略高于邻近的肌肉组织，增强时可有强化，有时增厚的阑尾壁表现为同心圆状的高、低密度分层结构称"靶征"。

3.阑尾结石

阑尾腔内或在阑尾穿孔形成的脓肿和蜂窝织炎内有时见到单发或多发的阑尾结石，呈高密度圆形或椭圆形均质钙化。

4.阑尾周围炎症

①阑尾周围结缔组织模糊，筋膜（如圆锥侧筋膜或肾后筋膜）水肿、增厚；②周

围脂肪层内出现片絮状或条纹状稍高密度影；③盲肠末端肠壁水肿、增厚；④局部淋巴结肿大，表现为成簇的结节状影；⑤另一个常见的征象是阑尾急性炎症的蔓延造成盲肠与右侧腰大肌之间脂肪间隙模糊。

5.盲肠末端的改变

在盲肠末端开口处出现漏斗状狭窄或在盲肠末端与阑尾之间出现条带状软组织密度影，这两种征象在盲肠充盈对比剂时显示较清楚。

6.阑尾周围脓肿

一般呈团块状影，直径多为 3～10 cm。中心为低密度液体，有时脓肿内可出现气液平面，脓肿外壁较厚且不均匀，内壁光整。盆腔、肠曲间甚至膈下、肝脏内可出现脓肿。

7.慢性阑尾炎

除阑尾有不同程度的增粗、变形外，阑尾边缘毛糙，阑尾腔闭塞，多伴有钙化或阑尾粪石。由于腹膜的包裹或炎症机化，CT 上可出现类似肿块的征象。

第四节　肝硬化

肝硬化是一种以肝组织弥漫性纤维化、假小叶和再生性结节（RN）的形成为特征的慢性肝病。发病高峰年龄为 35～48 岁，男女之比为 3.6∶1～8∶1。本病病因有多种，主要为病毒性肝炎、乙醇中毒和血吸虫病。临床上以肝功能损害和门静脉高压为主要表现。晚期常有消化道出血、肝性脑病、继发感染和癌变等，是我国常见病死亡的主要原因之一。

一、肝脏体积和形态的改变

（1）肝脏体积通常缩小。

（2）肝脏各叶大小比例失调，常见肝右叶缩小，尾状叶和肝左叶外侧段增大，局部增生的肝组织突出于肝轮廓之外。

（3）肝表面凹凸不平，外缘可呈波浪状或分叶状。

（4）肝裂增宽，肝门扩大。

二、肝脏密度的改变

（1）早期肝硬化肝脏密度均匀，中晚期肝硬化肝脏密度不均匀，为高低密度相间的稍高密度结节样增生和不同程度的低密度脂肪浸润改变。增强扫描时再生结节呈低密度或随时间推移呈等密度影，后者更具有诊断意义。

（2）血吸虫性肝硬化：96%病例伴有肝内钙化，可呈线条状、蟹足状、地图状及包膜下钙化。另可见门静脉系统与血管平行走向的线状或双轨状钙化。肝内汇管区低密度灶及中心血管影。

（3）胆源性肝硬化：可见胆管结石、肝内外胆管感染征象。

三、继发改变

（1）门静脉高压征：门脉主干扩张，直径＞13 mm，平均直径多在 18.3±5.1 mm。增强扫描在脾门、食管下端和胃底贲门区可见团块状、结节状曲张的强化静脉血管。

（2）脾脏肿大：脾外缘超过 5 个肋单元，以一个肋骨横断面或一个肋间隙为 1 个肋单元，正常脾脏的外缘一般不超过 5 个肋单元。

（3）腹腔积液：CT 可明确显示。

（4）肝病性胆囊改变：多种肝脏实质性病变常继发胆囊改变，CT 表现为胆囊壁水肿增厚＞3 mm，1/4 病例胆囊轮廓不清，胆囊床水肿，积液围绕在胆囊周围，增强扫描胆囊壁不同程度强化，以门静脉期强化明显。

（5）肝硬化的 CT 表现可以与临床症状和肝功能紊乱不一致，CT 表现肝脏大小、形态和密度接近正常并不能排除肝硬化的存在。肝炎后肝硬化常并发肝癌，增强扫描十分必要。

第三章　泌尿系统疾病的 CT 诊断

第一节　泌尿系统良性病变

一、泌尿系结石

泌尿系结石是泌尿系统的常见病之一，为几种不同成分组成的凝聚物，以不同的形状留存于尿路中。成因复杂，包括环境因素、遗传因素、疾病、饮食习惯、药物和全身代谢因素等。发病以青壮年为主，20～50 岁发病率约占 90%，男性多于女性，上尿路结石男女之比约为 3∶1，下尿路者约为 6∶1，双侧发病占 10%～20%。结石成分复杂，一般以草酸钙、磷灰石结石为主，X 线检查大部分为阳性结石。

（一）诊断要点

1.症状和体征

（1）疼痛：呈钝痛或绞痛，并可向会阴部放射。

（2）血尿：为镜下或肉眼血尿。

（3）尿路刺激征状：尿频、尿急、排尿中断。

（4）结石继发感染或梗阻性积水：出现发热、肾区痛、血常规升高等。

2.X 线检查

腹部 KUB 平片和尿路造影基本可明确结石的多少、大小、形态、分布，尿路造影可明确梗阻部位、程度及肾功能情况。

3.B 型超声

超声诊断与 KUB 功能相仿，因其操作简单、无辐射、价廉成为首选检查方法。

（二）CT 表现

1.尿路结石

CT 对尿路中阳性、阴性结石均可显示，对结石的大小、数目、形态及位置的确定更为精确，并能很好地发现并发症，如畸形、憩室及肿瘤等。等密度结石与肿瘤难以区分时可增强扫描，增强结石无强化。

2.肾结石

（1）阳性结石表现为肾实质、肾盂及肾盏内边缘清晰锐利的结节状、不规则形高密度灶，部分可致其远端集合管扩张积水。

（2）阴性结石 CT 值也多高于肾实质，常在 100 Hu 以上，无增强效应，螺旋 CT 扫描可发现近 3 mm 大小的结石。

3.输尿管结石

（1）常单发，多发少见。

（2）直接征象为管腔内高密度影，与输尿管走行一致，CT 值 200～800 Hu，其上方输尿管有不同程度扩张。

（3）输尿管结石刺激输尿管壁造成管壁水肿，形成高密度影周围圆弧形的软组织低密度影，即 CT 图像上的"软组织边缘征"，则是输尿管结石急性发作期的特异表现，出现率为 77%，于 72 h 内检查更为多见。

（4）MPR 较清晰地显示输尿管内较小的结石影。

（5）MIP 利用最大密度重组，图像对比度好，排泄期输尿管内如果有对比剂充盈时，对梗阻部位、梗阻程度敏感性和准确性高，可以较好地显示扩张的输尿管。

（6）VR 能清晰显示整个泌尿系统全貌，并可任意旋转图像，从不同角度观察输尿管的走行，使结石的定位诊断更加精细。

4.膀胱结石

（1）膀胱内见圆形、卵圆形、不规则形高密度灶。

（2）单发多见，亦可多发，大小不一，活动性强。

（3）由于化学成分不一而密度不均，可出现同心圆征象，大部分边缘清晰，部分边缘不规整。

5.尿道结石

少见，占尿路结石10%以下，男性为主。表现为尿道内圆形、卵圆形高密度灶，体积较小，直径数毫米，边缘光滑。结石易嵌顿于尿道膜部和阴茎尿道部或尿道狭窄处。

二、肾血管平滑肌脂肪瘤

肾血管平滑肌脂肪瘤又称错构瘤，为良性肿瘤。发病率约1/10 000，多在40岁以后发病，女性居多，男女之比约为1∶4。男性患者可伴有结节性硬化，表现为智力发育差、癫痫和皮脂腺瘤，占全部病例的10%～20%，此系家族遗传性疾病。病理上由血管、平滑肌和脂肪组成，各成分比例差别较大，多以脂肪组织为主，呈膨胀性生长，不具侵蚀性，镜下与周围组织分界清楚。

（一）诊断要点

（1）多数无症状，当肿瘤较大时可引起腰部酸痛、腹部不适。

（2）肿瘤内出血或肿瘤破裂出血会产生突发腹痛，肾区叩击痛，甚至伴发休克。

（3）少数患者有高血压表现。

（4）B型超声：肿瘤回声不均匀，可见脂肪组织形成的强回声光团。

（5）排泄性尿路造影：当肿瘤较大和靠近肾盂肾盏生长时，可见肾盂肾盏受压、变形、移位，但边缘清晰。

（6）MRI检查：在T_1WI上病灶呈均匀或不均匀高信号，在T_2WI上信号略有下降，伴出血时则信号明显提高。

（二）CT表现

（1）多数为单侧肾脏单发病灶，并发结节性硬化者为双侧多发。

（2）病灶呈圆形或类圆形，轮廓大多较规则，边界较清晰。

（3）密度不均匀，其内可见脂肪性的低密度（CT值常为 - 90～ - 50 Hu），其间为条状或网状的软组织密度。

（4）病灶多较小，只有少数直径超过 5 cm。小肿瘤应采用薄层扫描以避免容积效应的影响，尽可能显示具有特征性的低密度脂肪，有助于同小肾癌或其他占位性病变的鉴别。

（5）增强扫描：病灶不均匀中等度强化，脂肪区不强化。

（6）非典型病例的肿瘤呈较均匀的等或高密度原因是因肿瘤主要由血管、平滑肌组成，脂肪含量少，或由于肿瘤内出血。

三、肾腺瘤

肾腺瘤是一种少见的肾脏良性肿瘤，源于近端肾小管上皮，多位于靠近包膜的皮质部。它分为乳头状腺瘤、嗜酸细胞腺瘤和后肾腺瘤。乳头状腺瘤在＜40 岁成人中发病率约为 10%，＞70 岁时发病率约为 40%。嗜酸细胞腺瘤约占肾小管上皮肿瘤的 5%，好发年龄在 70 岁前后。后肾腺瘤罕见，常见于 50～60 岁，男女之比约为 1 : 2。

（一）诊断要点

（1）肿瘤生长缓慢，常无临床症状。

（2）偶有腰部胀痛，肿块较大时可触及腹部包块。

（3）侵及肾盂时可出现镜下血尿及肉眼血尿。

（4）MRI 检查

①乳头状腺瘤在 T_1WI 上呈等或稍低信号，在 T_2WI 上呈稍高信号。增强扫描实质期轻度均匀强化。

②嗜酸细胞腺瘤在 T_1WI 上呈低信号，在 T_2WI 上呈低信号或高信号，增强明显强化。

③后肾腺瘤 T_1WI 为低信号，T_2WI 为低或稍高信号。

（二）CT 表现

1.乳头状腺瘤

（1）肾脏包膜下单发或多发结节状病灶，直径多＜1.0 cm，可突向肾皮质外，边缘清晰、规整。

（2）CT 平扫为等或高密度软组织块影，偶见点状钙化，病灶中央为低密度带有网格状囊状变化。

（3）增强呈轻度至中度强化，无明显出血与坏死征象。

2.嗜酸细胞腺瘤

（1）肾脏实性肿块，直径多在 2～10 cm，边缘清晰，大部分中央有低密度瘢痕（约占 80%）。

（2）CT 平扫多表现为等密度或稍低密度，增强呈中等度至明显强化。

（3）较大肿瘤呈车辐状强化，并可呈中央瘢痕，增强延迟扫描强化区向瘢痕内推进。

（4）增强后车辐状强化及中央瘢痕，均非嗜酸细胞腺瘤的特异性征象，均需与肾细胞癌鉴别。肾细胞癌大部分表现为速升速降的强化曲线。

3.后肾腺瘤

（1）肾实质内较大类圆形肿块，直径多在 3～6 cm，平扫呈等或稍高密度，中央见密度稍低。

（2）增强肾皮质期肿瘤轻微强化，肾实质期和肾盂期肿瘤实质进一步强化，但仍低于肾实质强化，中央为均匀未强化的低密度区。

（3）肿瘤可有包膜或无包膜，部分轮廓不规整，部分呈分叶状，与周围组织分界清楚，偶见钙化或砂砾体形成。

四、肾纤维瘤

肾纤维瘤是一种少见的肾脏良性肿瘤，好发于肾脏髓质，亦可发生于肾包膜。多见于女性，单侧为主。肾纤维瘤具有完整的包膜，体积较小（直径一般为 2～10 mm）。镜下主要为梭形细胞，以纤维及致密纤维基质分隔，肿瘤内明显纤维化并伴有不同程度的硬化，可有钙化和骨化成分。

（一）诊断要点

（1）大多数病变很少引起临床症状。

（2）少数肿瘤因近期突然增大而出现肾区痛、尿频、尿急、尿痛或无痛性肉眼血尿，肾区叩击痛阳性。

（3）MRI 检查：T_1WI 及 T_2WI 均呈均匀低信号，轮廓光整。

（二）CT 表现

（1）肾脏内结节状病灶，体积较小，局部可突出于肾轮廓之外，轮廓规整，边缘清晰。

（2）平扫为等或高密度，密度均匀。

（3）病灶内可出现钙化或骨化。

（4）增强扫描皮质期轻度强化，实质期中度至明显强化，强化幅度低于肾实质强化幅度。囊变坏死少见。

（5）鉴别诊断：需与肾癌鉴别，后者平扫为等或低密度，增强扫描皮质期强化明显，实质期强化幅度有所降低，较大肿瘤内囊变和坏死明显。与肾乳头状腺瘤鉴别较困难。

第二节　泌尿系统恶性肿瘤

一、肾癌

肾癌又名肾细胞癌，是成人最常见的肾实质恶性肿瘤，占其 85%，多发生于 40 岁以上，男女之比为（2∶1）～（3∶1）。吸烟、镉污染则发病率高。肿瘤来自肾小管上皮细胞，大多数血供丰富，无组织学上的包膜，但有周围受压的肾实质和纤维组织形成的假包膜。肿瘤内可发生出血、坏死、纤维化、钙化等。以 3 cm 为界，人为将其分为 <3 cm 的小肾癌和 >3 cm 的肾癌。转移途径有直接蔓延、血行和淋巴转移。30% 的肾癌有肾静脉瘤栓，其中 25% 累及腔静脉。常见转移部位有肺、纵隔、骨、肝等。

（一）诊断要点

1.症状和体征

（1）血尿：是肾癌的主要症状，发生率为 60%，常为无痛性全程肉眼血尿。

（2）腹部疼痛：占 35%～40%。

（3）腹部肿块：腹部可扪及软组织肿块。血尿、腹痛及腹部肿块同时出现即为本病典型的三联征，但不足 10%。

（4）全身症状：体重减轻、贫血、发热、内分泌症状（高钙血症、红细胞增多症、高血压）和肝功能异常等。

2.排泄性或逆行性尿路造影

可见肾小盏破坏、受压、不规则变形、变长、扭曲等，甚至使肾盏、肾盂分离、受压、变形，呈"蜘蛛足"征。

3.DSA 检查

（1）动脉期：①为肾动脉主干增宽，瘤周动脉分支被分离、推移或拉直；②有时瘤周动脉包绕瘤体形成"手握球"征，肿瘤内血管密集成团，形成血池或血湖；③出现动静瘘时可见静脉早期显影。

（2）实质期：主要表现为瘤内不均匀和不规则密度升高，称"肿瘤染色"。

（3）静脉期：显示肾静脉或下腔静脉内瘤栓。

4.B 型超声

多呈圆形或椭圆形低回声或不均匀回声区。

5.MRI 检查

总体检查效果与 CT 相仿，肿瘤在 T_1WI 上呈低信号，T_2WI 呈高信号，MRI 易于显示肿块周围的"假包膜征"和其内的出血、坏死及囊变区，在显示肾癌侵袭性方面优于 CT。

（二）CT 表现

1.平扫

多呈圆形、类圆形或不规则形低密度、等密度及少数稍高密度肿块，大小不一，较大肿瘤可使肾盂及肾盏受压、变形。

2.常为单侧单灶

密度可均匀，瘤体亦常因出血、坏死和钙化而致密度不均匀，5%～10%病例的钙化多表现为外周不全环状或弧线状钙化。

3.小肿瘤大多由假包膜形成

所以，轮廓规则，边缘清楚；较大的肾癌多数呈浸润性生长，轮廓不规则，边缘模糊，与周围正常肾实质不易分开，常形成局部膨出或肾轮廓改变。

4.增强扫描

增强扫描应是肾癌 CT 检查必不可少的环节，肾癌多为富血供肿瘤，强化明显，但仍低于周围正常肾实质，出血、坏死区不强化；部分乏血供肿瘤，瘤体较大，动脉期强化不明显，肿瘤内隐约可见条索状或斑片状强化，肾实质期和肾盂期扫描呈低密度改变；部分小肾癌可表现为均匀强化；极少数多房囊性肿瘤增强扫描可见囊壁及肿瘤内分隔强化。

5.转移征象

肿瘤向周围直接蔓延侵犯邻近结构；经淋巴转移使肾门及腹膜后淋巴结肿大；经血行转移可形成肾静脉和下腔静脉瘤栓。

6.鉴别诊断

（1）肾高密度囊肿：单纯性囊肿可因囊液内含较多蛋白质成分或出血而呈高密度，轮廓可不规则，但与肾癌明显不同的是其边界较清楚，增强扫描不强化。

（2）肾血管平滑肌脂肪瘤：脂肪含量少的瘤体常需行薄层扫描，尽可能发现脂肪成分而与小肾癌相鉴别。

二、肾盂癌

肾盂癌的发病率远低于肾癌和膀胱癌，约占肾脏恶性肿瘤的 8%，好发年龄在 40 岁以上，男女之比约为 3∶1。单发或多发，双侧同时发病占 2%～4%。肾盂癌中最常见的是移行细胞癌，占 90%，其次是鳞癌，腺癌甚少见。肿瘤呈乳头状、菜花状或广基浸润生长。

（一）诊断要点

1.血尿

是肾盂癌的主要临床症状，表现为间歇性、无痛性肉眼血尿。

2.腰痛

大约 25%的患者患有腰痛。

3.肿块

体积大的肿瘤或有肾积水时，还可触及肿块。

4.排泄性尿路造影

可发现肾盂积水、充盈缺损及肾功能异常。

5.尿液细胞学检查

低分化癌阳性率可达 60%，分化良好的肿瘤假阴性率较高。细胞学检查对诊断不明的输尿管梗阻有重要意义。

6.MRI 检查

主要表现为在 T_1WI 上于肾盂肾盏内可见低信号肿块，T_2WI 呈稍高信号。增强扫描呈轻度至中度强化，广基浸润型易侵犯肾实质，很少引起肾轮廓改变。

（二）CT 表现

（1）CT 平扫：病灶呈圆形、分叶状或不规则形。病灶较小时呈位于肾窦内的小圆形或分叶状块影，较大的病灶多呈不规则形，可引起肾盂肾盏变形和肾积水，并可累及肾实质。

（2）肿块密度：一般高于尿液，但低于正常肾实质，较大的肿瘤内可见低密度坏死区或高密度钙化灶。

（3）增强扫描：肾盂癌为少血供，所以，一般呈轻度至中度强化，与正常强化的肾实质对比鲜明，肿块显示更清楚。较大的肿瘤呈不均匀强化，小肿块表现为肾盂、肾盏内充盈缺损，延迟扫描有时更能明确肿块的形态和范围。

（4）边界不清：周围肾窦内脂肪受压、模糊，甚至消失，进一步发展则侵犯肾实质，表现为肾实质内不规则低密度，边界不清。

（5）肾门及腹膜后淋巴结可肿大。

（6）MSCTU：肾实质期 MPR 像可更加清晰地显示肿块部位及范围，排泄期 VR 与 MIP 像显示为肾盂内的局部充盈缺损，并间接判断患侧肾功能状况。

（7）鉴别诊断：侵犯肾实质的肾盂癌应注意与侵犯肾盂的肾癌相鉴别。肾癌常引起肾轮廓异常，局部膨隆，肿瘤呈偏心性生长，内有低密度坏死区。另外，肾癌血供丰富，CT 增强扫描强化明显。而肾盂癌时肾轮廓多保持正常，肿瘤向心性生长，强化不如肾癌明显，较少引起肾静脉或下腔静脉瘤栓。

三、肾母细胞瘤

肾母细胞瘤又称肾胚胎瘤或 Wilms 瘤。系恶性胚胎性混合瘤，占儿童期肿瘤的 10%，居腹膜后肿瘤的首位，约占小儿泌尿系恶性肿瘤的 90%。5 岁以下儿童多见，发病高峰为 1～3 岁。预后与肿瘤细胞的倍体、染色体有无缺失有关。

（一）诊断要点

1.临床症状

一般不典型，早期可无症状，中晚期可有低热、贫血、体重减轻等症状。

2.血尿

常为无痛性血尿，大量血尿只在肾盂、肾盏受累时才出现。

3.季肋部无痛性包块

肿块巨大可越过中线，并发生相应的压迫症状。

4.先天性疾病诱因

虹膜缺如、偏侧肥大、"Beckwith-Wiedemann 综合征"的患儿易患本病。

5.B 型超声

为首选检查方法。肿物多呈中等或稍高回声，坏死囊变呈低回声，钙化为强回声。

6.排泄性尿路造影

根据肾盂、肾盏位置、形态等征象确定其肾内肿块。主要表现为肾轮廓失去正常形态，肾盏伸长、变形、分离和旋转形成"爪形征"，残余肾受压移位，部分肾盂、肾盏受压呈轻、中度扩张积水。

7.MRI 检查

信号混杂，肿瘤 T_1、T_2 延长，多轴位重组能清楚判断肿瘤起源、形态大小及与邻近组织结构的关系。因费用较高，检查时间较长，小儿不易配合，临床应用较少。

8.组织活检

为主要诊断手段。采用穿刺活检或开放活检有利于细胞学诊断和分子生物学检测。

（二）CT 表现

1.CT 平扫

为实性或囊实性肿块，体积较大，边缘常光整清楚，密度略低于正常肾实质。瘤体内可发生出血、坏死、囊变，少数可有细小斑点状钙化或弧形钙化（3%～15%）。

2.增强扫描

肿瘤轻度强化，正常残余肾高密度强化呈新月形称"边缘征"，为本病典型 CT 表现。

3.肿块巨大

可超越中线或达盆腔。肿块包膜不完整或肾周脂肪层模糊、狭窄常提示肿瘤外侵。腔静脉增粗或充盈缺损表示有瘤栓存在，肾及主动脉旁淋巴结肿大。

4.瘤体破裂

扩散可发生于腹膜后及腹腔种植。

5.鉴别诊断

（1）神经母细胞瘤：常位于肾上腺，对肾脏以压迫推移为主，肿块外形不规则，钙化多见（70%～80%），呈浸润性生长，可越过中线，包绕推移邻近大血管。

（2）肾细胞癌：儿童少见，多发生于成年人，肿块一般较小，常有血尿。

（3）肾母细胞增生症：2 岁以下儿童多见，常为双侧性，呈低密度均匀性病变，增强扫描不强化。

四、膀胱癌

膀胱癌是泌尿系统常见的肿瘤，但恶性程度不高。多见于 40 岁以上，50～70 岁发病率最高，男女之比为（3～4）∶1。肿瘤主要发生于移行上皮，鳞癌及腺癌少见。生长方式：一种是向腔内呈乳头状生长，另一种是向上皮内浸润性生长。转移方式：淋巴转移最常见，首先累及闭孔淋巴结；其次是直接扩散。肿瘤晚期会发生肝、肺及骨骼等的血行转移。

（一）诊断要点

1.症状和体征

（1）血尿：是大多数患者的首发症状，多为间歇性、无痛性肉眼血尿，血尿量可较大，少数为镜下血尿。

（2）贫血：与肿瘤的严重性成正比，但极少数情况下一个小的乳头状癌可导致严重贫血。

（3）尿路刺激征：尿频和尿急是由于肿瘤占据膀胱腔使其容积减小，以及膀胱三角区受刺激所致。

（4）梗阻症状：膀胱颈或带蒂的肿瘤可出现排尿困难或尿潴留。

2.排泄性或逆行性尿路造影

表现为膀胱腔内的充盈缺损，但无法显示壁内浸润和腔外生长情况。

3.膀胱镜检查

直观显示腔内肿瘤情况，并可同时行活检作定性诊断。

4.MRI 检查

非首选检查，但为最理想的影像学方法，除显示肿瘤本身外，还可帮助肿瘤分期。肿瘤在 T_1WI 上为中等信号，在 T_2WI 呈稍高信号。

（二）CT 表现

1.膀胱腔内肿块

（1）乳头状癌向腔内生长，在尿液衬托下呈结节状或较大的软组织肿块。

（2）病灶密度多较均匀，肿瘤内有坏死和钙化者可显示密度不均匀。

（3）轮廓大多较规则，边缘清楚。

2.膀胱壁局限性增厚

是肿瘤向膀胱壁浸润性生长所致。

3.增强扫描

肿瘤多呈均匀性明显强化。

4.转移征象

（1）首先是膀胱周围低密度的脂肪层内出现软组织密度影。

（2）进一步发展则累及前列腺和精囊，使膀胱三角区变小、闭塞。

（3）中晚期病例，盆腔淋巴结转移较多见。

5.CT 应用于膀胱癌诊断的主要目的在于帮助肿瘤分期

它不仅能观察肿瘤累及膀胱本身的范围和程度，还能显示病变对邻近脏器的侵犯以及是否存在淋巴结和远处转移。

6.鉴别诊断

（1）膀胱血块：CT 平扫膀胱血块可呈软组织密度块，但增强扫描不强化，常位于坠积部位，尤其改变体位时其位置也随之改变。

（2）前列腺癌：晚期前列腺癌可侵犯膀胱，形似膀胱占位，但前者主体位于前列腺，后者主体位于膀胱。

第四章　消化系统疾病 MRI 诊断

第一节　肝脏疾病

一、原发性肝癌

（一）概述

原发性肝癌为我国常见的恶性肿瘤之一，我国恶性肿瘤的发病率，肝癌在男性居第三位，在女性居第四位。近年来，世界肝癌发病率呈上升趋势，每年死于肝癌者全球约 25 万人，我国约 10 万人，为此肝癌研究受到社会各界广泛重视。

（二）病理

国内肝癌病理协作组在 Eggel 于 1901 年提出的巨块型、结节型和弥漫型三型分类的基础上，结合国内诊治现状，提出下列分类：①块状型：单块状、融合块状或多块状，直径≥5 cm；②结节型：单结节、融合结节或多结节，直径＜5 cm；③弥漫型：指小的瘤结节弥漫分布于全肝，标本外观难与单纯的肝硬化相区别；④小癌型：目前国际上尚无统一诊断标准，中国肝癌病理协作组的标准是：单个癌结节最大直径≤3 cm，多个癌结节数目不超过 2 个，且最大直径总和应≤3 cm。以上分型均可有多发病灶，可能为多中心或主病灶在肝内的转移子灶，在诊断时应予注意。肝癌的细胞类型有肝细胞型、胆管细胞型与混合型，纤维板层样肝癌为肝细胞癌的一种特殊类型。肝癌转移以血行性最常见，淋巴途径转移其次，主要是肝门区和胰头周围淋巴结，种植性转移少见。我国的肝细胞癌病例约 50%～90%并发肝硬化，而 30%～50%肝硬化并发肝癌。

（三）临床表现

亚临床期肝癌（I期）常无症状和体征，常在定期体检时被发现。中、晚期肝癌（II～III期）以肝区痛、腹胀、腹块、食欲缺乏、消瘦乏力等最常见，其次可有发热、腹泻、黄疸、腹腔积液和出血等表现。可并发肝癌结节破裂出血、消化道出血和肝性昏迷等。70%～90%的肝癌 AFP 呈阳性。

（四）MRI 表现

磁共振检查见肝内肿瘤，于 T_1WI 表现为低信号，T_2WI 为高信号，肝癌的肿块内可有囊变、坏死、出血、脂肪变性和纤维间隔等改变而致肝癌信号强度不均匀，表现为 T_1WI 的低信号中可混杂有不同强度的高信号，而 T_2WI 的高信号中可混杂有不同强度的低信号。

肿瘤周围于 T_2WI 上可见高信号水肿区。肿瘤还可压迫、推移邻近的血管，肝癌累及血管者约 30%，表现为门静脉、肝静脉和下腔静脉瘤栓形成而致正常流动效应消失，瘤栓在 T_1WI 上呈较高信号，而在 T_2WI 上信号较低。静脉瘤栓、假包膜和瘤周水肿为肝癌的 MRI 特征性表现，如出现应高度怀疑为肝癌。注射 Gd-DTPA 后肝癌实质部分略有异常对比增强。小肝癌 T_1WI 信号略低但均匀，T_2WI 呈中等信号强度，注射 Gd-DTPA 后可见一强化晕。肝癌碘油栓塞化疗术后，由于脂质聚积于肿瘤内，T_1WI 和 T_2WI 均表现为高信号；但栓塞引起的肿瘤坏死、液化，则 T_1WI 为低信号、T_2WI 为高信号。

（五）诊断要点

（1）有肝炎或肝硬化病史，AFP 呈阳性。

（2）MRI 检查见肝内肿瘤，T_1WI 呈低信号，T_2WI 信号不规则增高，可呈高低混杂信号。

（3）可见静脉瘤栓、假包膜和瘤周水肿。

（4）Gd-DTPA 增强扫描肿瘤有轻度异常对比增强。

（5）可见肝硬化门静脉高压征象。

（六）鉴别诊断

肝细胞癌需与胆管细胞癌、海绵状血管瘤、肝脓肿、肝硬化结节、肝腺瘤等相鉴别。

二、肝转移瘤

（一）概述

肝脏是转移瘤的好发部位之一，人体任何部位的恶性肿瘤均可经门静脉、肝动脉或淋巴途径转移到肝脏。消化系统脏器的恶性肿瘤主要由门静脉转移至肝脏，其中以胃癌和胰腺癌最为常见，乳腺癌和肺癌为经肝动脉途径转移中最常见的。肝转移瘤预后较差。

（二）病理

肝转移瘤多数为转移癌，少数为转移性肉瘤。转移癌的大小、数目和形态多变，以多个结节灶较普遍，也可形成巨块。组织学特征与原发癌相似，癌灶血供的多少与原发肿瘤有一定关系，多数为少血供，少数血供丰富。病灶周围一般无假包膜，亦不发生肝内血管侵犯。转移灶可发生坏死、囊变、出血和钙化。

（三）临床表现

肝转移瘤早期无明显症状或体征，或被原发肿瘤症状所掩盖。一旦出现临床症状，病灶常已较大或较多，其表现与原发性肝癌相仿。少数原发癌症状不明显，而以肝转移瘤为首发症状，包括肝区疼痛、乏力、消瘦等，无特异性。

（四）MRI 表现

多数肝转移瘤 T_1 与 T_2 延长，故在 T_1WI 为低信号，T_2WI 为高信号，由于肿块内常发生坏死、囊变、出血、脂肪浸润、纤维化和钙化等改变，因此，信号强度不均匀。形态多不规则，边缘多不锐利，多发者大小不等。如转移瘤中心出现坏死，则在 T_1WI 上肿瘤中心出现更低信号强度区，而在 T_2WI 上坏死区的信号强度高于肿瘤组织的信号强度，称之为"靶征"或"牛眼征"，多见于转移瘤；有时肿瘤周围在 T_2WI 上出现高信号强度"晕征"，可能系转瘤周围并发水肿或多血管特点所致。转移瘤不直接侵犯肝内血管，但可压迫肝内血管使之狭窄或闭塞，造成肝叶或肝段的梗死，在 T_1WI 上，梗死部位同肿瘤一样呈低信号强度，在 T_2WI 上，其信号强度增高。某些肿瘤如黑色素瘤的转移多呈出血性转移，在 T_1 和 T_2 加权像上均表现为高信号强度病灶；而胃肠道癌等血供少的肿瘤，于 T_2WI 上转移瘤的信号可比周围肝实质还低。Gd-DTPA 增强扫描在诊断上帮助不大，注射 Gd-DTPA 后，肿瘤周围的水肿组织及肿瘤内部坏死不显示增强。

（五）诊断要点

（1）多数有原发恶性肿瘤病史。

（2）MRI 检查见肝内大小不等，形态不一，边缘不锐利的多发病灶，T_1WI 呈低信号，T_2WI 呈高信号，信号强度不均匀。多无假包膜和血管受侵。

（3）可见"靶征"或"牛眼征""晕征"。

（六）鉴别诊断

肝转移瘤需与多中心性肝癌、多发性肝海绵状血管瘤以及肝脓肿相鉴别。

三、肝血管瘤

（一）概述

肝血管瘤通常称为海绵状血管瘤，为肝脏最常见的良性肿瘤，可见于任何年龄，女性居多。随着影像技术的发展，血管瘤为经常遇到的肝内良性病变，其重要性在于与肝内原发性和继发性恶性肿瘤相鉴别。

（二）病理

血管瘤外观呈紫红色，大小不一，直径 1～10 cm 不等，单个或多发，主要为扩大的、充盈血液的血管腔隙构成，窦内血流缓慢地从肿瘤外周向中心流动。边界锐利，无包膜。肿瘤可位于肝内任何部位，但以右叶居多，尤其右叶后段占总数 1/3 以上，亦可突出到肝外。瘤体内常可见纤维瘢痕组织，偶尔可见出血、血栓和钙化。

（三）临床表现

绝大部分肝血管瘤无任何症状和体征，查体偶然发现。少数大血管瘤因压迫肝组织和邻近脏器而产生上腹不适、胀痛或可能触及包块，但全身状况良好。血管瘤破裂则发生急腹症。

（四）MRI 表现

MRI 检查见肝内圆形或卵圆形病灶，边界清楚锐利，T_1WI 呈均匀性或混杂性低信号，T_2WI 呈均匀性高信号，特征是随着回波时间（TE）的延长，肿瘤的信号强度递增，与肝内血管的信号强度增高一致，此点对诊断血管瘤、囊肿、癌肿有所帮助，在重 T_2 加权像上，血管瘤信号甚亮有如灯泡称为"灯泡征"。病灶周围无水肿等异常。纤维瘢痕、间隔和钙化在 T_2WI 上呈低信号，如并发出血和血栓，则在 T_1WI 上可见高信号影。Gd-DTPA 增强扫描，血管瘤腔隙部位明显增强，但纤维瘢痕不增强。

（五）诊断要点

（1）肝内圆形或卵圆形病灶，边界清晰锐利。

（2）T_1WI 呈均匀低信号，T_2WI 呈均匀高信号，Gd-DTPA 增强扫描明显强化，病灶周围无水肿。

（六）鉴别诊断

4 cm 以下的海绵状血管瘤需与肝转移瘤和小肝癌相鉴别；4 cm 以上的较大海绵状血管瘤需与肝癌尤其板层肝癌相鉴别。

四、肝囊肿

（一）概述

肝囊肿为较常见的先天性肝脏病变，它分单纯性囊肿和多囊病性囊肿两类，一般认为系小胆管扩张演变而成，囊壁衬以分泌液体的上皮细胞，病理上无从区别。多无症状，查体偶然发现。

（二）病理

单纯性肝囊肿数目和大小不等，从单个到多个，如数量很多，单从影像学角度和多囊肝难以区别，后者为常染色体显性遗传病，常有脾、胰、肾等同时受累。囊内 95% 成分为水分。巨大囊肿可压迫邻近结构而产生相应改变。

（三）临床表现

通常无症状，大的囊肿压迫邻近结构时可出现腹痛、胀满等症状；压迫胆管时，可出现黄疸。囊肿破入腹腔，内囊出血等可出现急腹症的症状。

（四）MRI 表现

MRI 检查为典型水的信号强度表现，即 T_1WI 呈低信号，T_2WI 呈高信号，信号强度均匀，边缘光滑锐利，周围肝组织无异常表现。肝囊肿并发囊内出血时，则 T_1WI 和 T_2WI 均呈高信号。当囊液蛋白含量较高或由于部分容积效应的关系，有时单纯囊肿在 T_1WI 上可呈较高信号。Gd-DTPA 增强扫描，肝囊肿无异常对比增强。

（五）诊断要点

（1）肝内圆球形病变，边缘光滑锐利，信号均匀，T_1WI 呈低信号，T_2WI 呈高信号。

（2）Gd-DTPA 增强扫描病变无异常对比增强。

（六）鉴别诊断

肝囊肿有时需与肝脓肿、肝包虫病、转移性肝肿瘤以及向肝内延伸的胰腺假性囊肿和胆汁性囊肿相鉴别。

五、肝脓肿

（一）概述

从病因上肝脓肿可分为细菌性、阿米巴性和霉菌性三类，前者多见，后者少见。由于影像检查技术的进步和新型抗生素的应用，肝脓肿预后大为改善。

（二）病理

1.细菌性肝脓肿

全身各部位化脓性感染，尤其腹腔内感染均可导致肝脓肿。主要感染途径为：①胆管炎症：包括胆囊炎、胆管炎和胆管蛔虫病；②门静脉：所有腹腔内、胃肠道感染均可经门静脉系统进入肝脏；③经肝动脉：全身各部位化脓性炎症经血行到达肝脏，患者常有败血症。致病菌以革兰阴性菌多于革兰阳性菌。肝脓肿可单发或多发、单房或多房、右叶多于左叶。早期为肝组织的局部炎症、充血、水肿和坏死，然后液化形成脓腔；脓肿壁由炎症充血带或/和纤维肉芽组织形成。脓肿壁周围肝组织往往伴有水肿。多房性脓肿由尚未坏死的肝组织或纤维肉芽肿形成分隔。

2.阿米巴性肝脓肿

继发于肠阿米巴病，溶组织阿米巴原虫经门静脉系统进入肝组织，产生溶组织酶，导致肝组织坏死液化而形成脓肿。脓液呈巧克力样有臭味，易穿破到周围脏器或腔隙，如膈下、胸腔、心包腔和胃肠道等。

3.霉菌性肝脓肿

少见，为白念珠菌的机遇性感染，多发生于体质差、免疫机能低下的患者。

（三）临床表现

细菌性肝脓肿的典型表现是寒战、高热、肝区疼痛和叩击痛，肝大及白细胞与中性粒细胞计数升高，全身中毒症状，病前可能有局部感染灶，少数患者发热及肝区症状不明显。阿米巴性肝脓肿病前可有痢疾和腹泻史，然后出现发热及肝区疼痛，白细胞和中性粒细胞计数不高，粪便中可找到阿米巴滋养体。

（四）MRI 表现

MRI 检查见肝内单发或多发、单房或多房的圆形或卵圆形病灶，T_1WI 脓腔呈不均匀低信号，周围常可见晕环，信号强度介于脓腔和周围肝实质之间。T_2WI 脓腔表现为高信号，多房性脓肿则于高信号的脓腔中可见低信号的间隔，故高信号的脓腔中常可见不规则的低信号区，可能为炎症细胞和纤维素所致。除此之外，还可见一信号较高而不完整的晕环围绕脓腔，晕环外侧的肝实质因充血和水肿而信号稍高。脓腔可推移压迫周围的肝血管。注射 Gd-DTPA 后，脓腔呈花环状强化，多房性脓腔的间隔亦可增强，脓腔壁厚薄不均。霉菌性肝脓肿常弥散分布于全肝，为大小一致的多发性微小脓肿，脾和肾脏往往同时受累，结合病史应想到这个可能。

（五）诊断要点

（1）典型炎性病变的临床表现。

（2）MRI 检查见肝内圆形和卵圆形病灶，T_1WI 呈低信号，T_2WI 呈高信号，可见分隔和晕环。

（3）Gd-DTPA 增强扫描呈花环状强化。

（六）鉴别诊断

不典型病例需和肝癌、肝转移瘤和肝囊肿等相鉴别。

六、肝硬化

（一）概述

肝硬化是以广泛结缔组织增生为特征的一类慢性肝病，病因复杂，如肝炎、乙醇和药物中毒、淤胆瘀血等，国内以乙肝为主要病因。

（二）病理

肝细胞大量坏死，正常肝组织代偿性增生形成许多再生结节，同时伴有肝内广泛纤维化导致小叶结构紊乱、肝脏收缩、体积缩小。组织学上常见到直径 0.2～2 cm 的再生结节。肝硬化进而引起门静脉高压、脾大、门体侧支循环建立以及出现腹腔积液等。

（三）临床表现

早期肝功能代偿性良好，可无症状，以后逐渐出现一些非特异性症状，如恶心、呕吐、消化不良、乏力、体重下降等；中、晚期可出现不同程度肝功能不全表现，如低蛋白血症、黄疸和门静脉高压等。

（四）MRI 表现

MRI 检查可以充分反映肝硬化的大体病理形态变化，如肝脏体积缩小或增大，左叶、尾叶增大，各叶之间比例失调，肝裂增宽，肝表面呈结节状、波浪状甚至驼峰样改变。单纯的肝硬化较少发现信号强度的异常，但并发的脂肪变性和肝炎等可形成不均匀的信号，有时硬化结节由于脂变区的甘油三脂增多，在 T_1WI 上出现信号强度升高。无脂肪变性的单纯再生结节，在 T_2WI 表现为低信号，其机制与再生结节中含铁血黄素沉着或纤维间隔有关。肝外改变可见腹腔积液、肝外门静脉系统扩张增粗、脾大等提示门静脉高压征象，门脉与体循环之间的侧支循环 MRI 亦能很好地显示。

（五）诊断要点

（1）有引起肝硬化的临床病史，不同程度的肝功能异常。

（2）MRI 显示肝脏体积缩小，肝各叶比例失调，肝裂增宽，外缘波浪状，有或无信号异常。

（3）脾大、腹腔积液、门静脉系统扩张等。

（六）鉴别诊断

需与肝炎、脂肪肝和结节性或弥漫性肝癌相鉴别。

七、Budd-Chiari 综合征

（一）概述

Chiari 和 Budd 分别于 1899 年和 1945 年报告了肝静脉血栓形成病例的临床和病理特点，以后将肝静脉阻塞引起的症状群称为 Budd-Chiari 综合征。

（二）病理

可由肝静脉或下腔静脉肝段阻塞引起。主要原因有：①肝静脉血栓形成，欧美国家多见；②肿瘤压迫肝静脉或下腔静脉；③下腔静脉肝段阻塞，多为先天性，亚洲国家多见。其他原因有血液凝固性过高、妊娠、口服避孕药和先天性血管内隔膜等。

（三）临床表现

该病病程较长，同时存在下腔静脉阻塞和继发性门静脉高压的临床表现。前者如下肢肿胀、静脉曲张、小腿及踝部色素沉着等，后者如腹胀、腹腔积液、肝脾肿大、黄疸和食管静脉曲张等。

（四）MRI表现

MRI可显示肝脏肿大和肝脏信号改变、肝静脉和下腔静脉的形态异常以及腹腔积液等。在解剖上肝尾状叶的血流直接引流入下腔静脉，当肝静脉回流受阻时，尾状叶一般不受累或受累较轻，相对于其他部分瘀血较严重的肝组织，其含水量较少，因此，在 T_2WI 上其信号强度常低于其他肝组织。静脉形态异常包括肝静脉狭窄或闭塞，逗点状肝内侧支血管形成和/或下腔静脉肝内段明显狭窄，以及肝静脉与下腔静脉不连接等，MRI和腹部MRA均能很好显示。MRI还可鉴别肝静脉回流受阻是由肿瘤所致还是先天性血管异常或凝血因素所致。MRI可清楚显示下腔静脉和右心房的解剖结构，为Budd-Chiari综合征的治疗提供重要的术前信息。

（五）诊断要点

（1）有上腹疼痛、肝大、腹腔积液和门静脉高压的典型临床表现，除外肝硬化。

（2）MRI显示肝静脉或下腔静脉狭窄或闭塞，肝脏信号异常、腹腔积液和门静脉高压症。

（六）鉴别诊断

本病有时需与晚期肝硬化相鉴别。

第二节　胆管疾病

一、胆管癌

（一）概述

原发性胆管癌约占恶性肿瘤的1%，多发生于60岁以上的老年人，男性略多于女性，约 1/3 的患者并发胆管结石。

（二）病理

病理上多为腺癌。从形态上分为三型：①浸润狭窄型；②巨块型；③壁内息肉样型，其少见。据统计，8%～31%发生在肝内胆管、37%～50%发生在肝外胆管近段、40%～36%发生在肝外胆管远段。临床上一般将肝内胆管癌归类于肝癌。肝外胆管近段胆管癌即肝门部胆管癌是指发生在左、右主肝管及汇合成肝总管 2 cm 以内的胆管癌。肝外胆管远段胆管癌即中、下段胆管癌是指发生在肝总管 2 cm 以远的胆管癌，包括肝总管和胆总管。

（三）临床表现

上腹痛，进行性黄疸，消瘦，可触及肿大的肝和胆囊，肝内胆管癌常并存胆石和胆管感染，所以，患者常有胆管结石和胆管炎症状。

（四）MRI 表现

胆管癌的 MRI 表现取决于癌的生长部位和方式，但都有不同程度和不同范围的胆管扩张。根据胆管扩张的部位和范围可以推测癌的生长部位是在左肝管、右肝管或肝总管。MRCP 能很好显示肝内外胆管扩张，确定阻塞存在的部位和原因，甚至能显示扩张胆管内的软组织块影，是明确诊断的可靠方法。较大的菜花样癌块 MRI 表现为肝门附近外形不规则、境界不清病变，T_1WI 呈稍低于肝组织信号强度，T_2WI 呈不均匀性高信号，扩张的肝内胆管呈软藤样高信号，门静脉受压移位，可见肝门区淋巴结肿大。肝外围区的肝内小胆管癌的 MRI 表现与肝癌相似。

（五）诊断要点

（1）进行性黄疸、消瘦。

（2）MRI 显示肝内胆管扩张，MRCP 显示梗阻部位和原因，即扩张胆管内的软组织肿块。

（3）肿块在 T_1WI 呈低于肝组织信号，在 T_2WI 呈不均匀性高信号，胆总管狭窄或管壁增厚。

（六）鉴别诊断

需与胆管系统炎症和结石、原发性肝癌及肝门区转移瘤相鉴别。

二、胆囊癌

（一）概述

原发性胆囊癌少见，占恶性肿瘤的 0.3%～5%，好发于 50 岁以上女性，女性与男性之比为 4∶1～5∶1。大多有胆囊结石，约 65%～90%并发慢性胆囊炎和胆囊结石，可能与长期慢性刺激有关。

（二）病理

病理上腺癌占 71%～90%，鳞癌占 10%，其他如未分化癌和类癌等较罕见。腺癌又分为：①浸润型（70%）：早期局限性胆囊壁增厚，晚期形成肿块和囊腔闭塞；②乳头状腺癌（20%）：肿瘤呈乳头或菜花状从胆囊壁突入腔内，容易发生坏死、溃烂、出血和感染；③黏液型腺癌（8%）：胆囊壁有广泛浸润，肿瘤呈胶状易破溃，甚至引起胆囊穿孔。胆囊癌多发生在胆囊底、体部，偶尔见于颈部。肿瘤扩散可直接侵犯邻近器官（主要是肝脏）和沿丰富的淋巴管转移为主，少见有沿胆囊颈管直接扩散及穿透血管的血行转移。

（三）临床表现

胆囊癌没有典型特异的临床症状，早期诊断困难，晚期可有上腹痛、黄疸、体重下降、右上腹包块等症状。

（四）MRI 表现

MRI 检查见胆囊壁增厚和肿块，肿瘤组织在 T_1WI 为较肝实质轻度或明显低的信号结构，在 T_2WI 则为轻度或明显高的信号结构，且信号强度不均匀。胆囊癌的其他 MRI 表现是：①侵犯肝脏：85%胆囊癌就诊时已侵犯肝脏或肝内已转移，其信号表现与原发性病灶相似；②65%～95%的胆囊癌并发胆石：MRI 可显示胆囊内或肿块内无信号的结石，并能发现 CT 不能发现的等密度结石。当肿块很大，其来源不清时，如能在肿块内发现结石，则可帮助确诊胆囊癌；③梗阻性胆管扩张：这是由于肿瘤直接侵犯胆管和肝门淋巴结转移压迫胆管所致；④淋巴结转移：主要是转移到肝门、胰头及腹腔动脉周围淋巴结。

（五）诊断要点

（1）长期慢性胆囊炎和胆石症病史，并出现黄疸、消瘦和体重下降。

（2）MRI 检查可见胆囊肿块，T_1WI 呈低信号，T_2WI 呈混杂高信号，可见无信号结石影。

（3）可见肝脏直接受侵和转移征象，梗阻性黄疸及肝门与腹膜后区淋巴结转移。

（六）鉴别诊断

胆囊癌需与肝、胰等组织肿瘤侵犯胆囊窝或胆囊感染后的肿块样增厚以及其他胆囊良性病变如息肉和乳头状瘤相鉴别。

三、胆石症

（一）概述

胆石占胆系疾病的 60%，胆石可位于胆囊或胆管内，多见于 30 岁以上的成年人。

（二）病理

按化学成分可将胆石分为三种类型：①胆固醇类结石：胆固醇含量占 80% 以上；②胆色素类结石：胆固醇含量少于 25%；③混合类结石：胆固醇含量占 55%～70%。胆囊结石以胆固醇结石最常见，其次为混合性结石。

（三）临床表现

与结石的大小、部位及有无并发胆囊炎与胆管系统梗阻有关。1/3～1/2 的胆囊结石可始终没有症状。间歇期主要为右上腹不适和消化不良等胃肠症状。急性期可发生胆绞痛、呕吐和轻度黄疸。伴发急性胆囊炎时可出现高热、寒战等。

（四）MRI 表现

胆石症的 MRI 专题研究不多，很少有用 MRI 诊断胆石症的专题报道，无论胆囊结石或是胆管结石，多是在检查上腹部其他器官时偶然发现。胆石的质子密度很低，其产生的磁共振信号很弱。一般而论，在 T_1WI 上多数胆石不论其成分如何，均显示为低信号，与低信号的胆汁不形成对比，如胆汁为高信号，则低信号的胆石显示为充盈缺损；在 T_2WI 上，胆汁一概为高信号，而胆石一般为低信号充盈缺损。少数胆石可在 T_1 和 T_2 加权图像上出现中心略高或很高的信号区。当结石体积小，没有胆管扩张，且又位于肝外胆管时 MRI 诊断困难。3%～14%的胆囊结石并发胆囊癌。

（五）诊断要点

（1）有右上腹痛和黄疸等症状或无症状。

（2）MRI 检查发现胆囊或胆管内低信号充盈缺损。结石阻塞胆管可引起梗阻性胆管扩张。

（六）鉴别诊断

有时需与胆囊癌、胆癌息肉和息肉样病变相鉴别。

四、先天性胆管囊肿

（一）概述

先天性胆管囊肿又称先天性胆管扩张症，女性较男性多见，临床上约 2/3 见于婴儿，原因不明。

（二）病理

Todani 根据囊肿的部位和范围将胆管囊肿分为五型：I 型最常见，又称为胆总管囊肿，局限于胆总管，占 80%～90%；它又分 3 个亚型，即 I A 囊状扩张、I B 节段性扩张、I C 梭形扩张。II型系真性胆总管憩室，占 2%。III型为局限在胆总管十二指肠壁内段的小囊性扩张，占 1.4%～5.0%。IV型又分为IVA 肝内外多发胆管囊肿和IVB 肝外胆总管多发囊肿，罕见。V型即 Caroli 病，为单发或多发肝内胆管囊肿，它又分两个亚型，即I型特点是肝内胆管囊状扩张，多数伴有胆石和胆管炎，无肝硬化或门静脉高压；II型非常少见，特点是肝内末端小胆管扩张而近端大胆管无或轻度扩张，不伴结石和胆管炎，但有肝硬化和门静脉高压。

（三）临床表现

临床上主要有三大症状：黄疸、腹痛和腹内包块，但仅 1/4 患者同时出现这三大症状，婴儿的主要症状是黄疸、无胆汁大便和肝大。儿童则以腹部肿块为主。成人常见腹痛和黄疸。

（四）MRI 表现

MRI 可以显示囊肿的大小、形态和走行，尤其 MRCP。囊肿内液体在 T_1WI 表现为低信号，T_2WI 呈高信号。

（五）诊断要点

（1）有黄疸、腹痛和腹内包块典型症状。

（2）MRI 和 MRCP 见胆管系统扩张，而周围结构清楚正常，无肿瘤征象。

（六）鉴别诊断

当胆管囊肿发生在肝外胆管，须与肾上腺囊肿、肾囊肿、肠系膜囊肿和胰头假性囊肿相鉴别。

第三节　胰腺疾病

一、胰腺癌

（一）概述

胰腺癌是最常见的一种胰腺肿瘤，近年来，其发病率有明显增长趋势，男性多于女性，以 50～70 岁发病率高，早期诊断困难，预后极差。

（二）病理

胰腺癌源于腺管或腺泡，大多数发生在胰头部，约占 2/3，体尾部约占 1/3。大多数癌周边有不同程度的慢性胰腺炎，使胰腺癌的边界不清，只有极少数边界较清楚。

部分肿瘤呈多灶分布。胰头癌常累及胆总管下端及十二指肠乳头部引起阻塞性黄疸，胆管及胆囊扩大；胰体癌可侵及肠系膜根部和肠系膜上动、静脉；胰尾癌可侵及脾门、结肠。胰腺癌可经淋巴结转移或经血行转移到肝脏及远处器官；还可沿神经鞘转移，侵犯邻近神经如十二指肠胰腺神经、胆管壁神经和腹腔神经丛。

（三）临床表现

胰腺癌早期症状不明显，临床确诊较晚。癌发生于胰头者，患者主要以阻塞性黄疸而就诊；发生于胰体、胰尾者，则常以腹痛和腹块来就诊。如患者有下列症状应引起注意：①上腹疼痛；②体重减轻；③消化不良和脂肪泻；④黄疸；⑤糖尿病；⑥门静脉高压。

（四）MRI 表现

MRI 诊断胰腺癌主要依靠它所显示的肿瘤占位效应引起的胰腺形态学改变，与邻近部位相比，局部有不相称性肿大。肿块形状不规则，边缘清楚或模糊。胰腺癌的 T_1 和 T_2 弛豫时间一般长于正常胰腺和正常肝组织，但这种弛豫时间上的差别不是每例都造成信号强度上的差别。在 T_1WI 约 60%表现为低信号，其余表现为等信号；在 T_2WI 约 40%表现为高信号，其余表现为等或低信号。肿瘤可压迫或侵犯周围组织如肝、肾以及压迫或包绕胰后的血管组织。肿瘤侵犯胰导管使之阻塞，发生胰导管扩张，扩张胰管内的胰汁在 T_2WI 为高信号。胰头癌阻塞胆总管，引起胆总管扩张。如出现腹膜后淋巴结转移，则可见淋巴结肿大。癌向胰周脂肪组织浸润，显示为中等信号的结节状或条索状结构伸向高信号的脂肪组织，边界可清楚锐利，也可模糊不清。胰周血管受侵犯表现为血管狭窄、移位或闭塞。脾静脉或门静脉闭塞常伴有侧支循环形成，在脾门和胃底附近可见增粗扭曲的条状或团状无信号血管影。肿瘤内部可出现坏死、液化和出血等改变,在 T_2WI 表现为混杂不均的信号,肿瘤性囊腔表现为不规则形的高信号,有时难与囊肿相鉴别。

（五）诊断要点

（1）有上腹痛、消瘦、黄疸等临床症状。

（2）MRI 检查见胰腺肿块和轮廓改变，肿块 T_1WI 呈低或等信号，T_2WI 呈高信号或低等信号。

（3）胰周血管和脂肪受侵，淋巴结肿大，胰管和肝内胆管扩张。

（六）鉴别诊断

胰腺癌需与伴胰腺肿大的慢性胰腺炎、胰腺假性囊肿、胰腺囊腺瘤等相鉴别。

二、胰腺转移瘤

（一）概述

胰腺实质的转移性肿瘤并不少见，尸检报道胰腺转移瘤发生率占恶性肿瘤的 3%～11.6%。肺癌、乳腺癌、黑色素瘤、卵巢癌以及肝、胃、肾、结肠等部位的恶性肿瘤都可以发生胰腺转移。

（二）病理

胰腺转移癌可以多发，也可以单发，除血行和淋巴转移外，胰腺常被邻近器官的恶性肿瘤直接侵犯。胃癌、胆囊癌和肝癌可以直接侵犯胰腺组织。

（三）临床表现

胰腺转移癌常缺少相关的临床症状和体征。

（四）MRI 表现

胰腺转移癌 MRI 表现与胰腺癌相似，T_1WI 表现为低或等信号，T_2WI 表现为混杂的高信号，可以像胰腺癌那样累及邻近器官和解剖结构。胰腺转移性肿瘤单发时，在影像上与原发癌不能区分，发现为多发病灶时应考虑为转移性肿瘤的可能。

（五）诊断要点

（1）有其他部位原发恶性肿瘤病史及相关的临床症状与体征。

（2）MRI 检查见胰腺单发或多发病灶，T_1WI 呈低或等信号、T_2WI 呈混杂高信号。病灶多发，有助于诊断。

（六）鉴别诊断

胰腺转移癌单发时需与胰腺原发癌相鉴别。

三、胰岛细胞瘤

（一）概述

胰岛细胞瘤多是良性肿瘤，分功能性和非功能性两种。功能性胰岛细胞瘤中，以胰岛素瘤和胃泌素瘤最常见，前者约占 60%～75%，后者约占 20%。胰岛细胞瘤少见。

（二）病理

多为单发性，体尾部多见，头部较少，亦可发生于十二指肠和胃的异位胰腺。体积较小，一般为 0.5～5 cm，可小至镜下才发现。圆或椭圆实性小结，质实可钙化，伴出血坏死时质可变软，界限清楚。瘤组织可纤维化、透明变、出血、坏死、钙化。良恶性以有无转移及包膜浸润为标准。

（三）临床表现

无功能性肿瘤往往以腹块为首发症状，多伴有其他腹部症状。功能性胰岛细胞瘤往往因其功能所致症状而就诊，如胰岛素瘤产生低血糖等有关症状，胃泌素瘤产生 Zollinger-Ellison 综合征。实验室检查时发现血中相关激素升高。

（四）MRI 表现

胰岛细胞瘤的 T_1 和 T_2 弛豫时间相对较长，T_1WI 为低信号，T_2WI 为高信号，圆形或卵圆形，边界锐利。T_1 和 T_2 加权图像上病灶的信号反差很大，非常小的甚至尚未引起胰腺轮廓改变的胰岛素瘤也能被检出。胰岛细胞瘤的胰外侵犯和肝转移，MRI 同样能很好地显示。特别是肝转移与原发灶相仿，即 T_1 和 T_2 时间均较长，因此，在 T_2WI 上可呈现为单发或多发、边界清楚、信号强度很高的高信号区，即所谓的"灯泡征"，与肝海绵状血管瘤十分相似。因为胰岛细胞瘤的初步普查基于临床和实验室检查，仅有限的患者必须做影像学检查，目前提倡直接使用 MRI 这样昂贵的影像技术对这些病灶进行影像学普查。

（五）诊断要点

（1）典型的临床症状、激素测定以及阳性激发试验等。

（2）MRI 表现为胰腺占位，T_1WI 呈低信号，T_2WI 呈高信号，两者信号反差大。

（六）鉴别诊断

功能性胰岛细胞瘤结合典型临床表现和化验结果诊断容易，而无功能性胰岛细胞瘤需与胰腺癌和胰腺转移癌等相鉴别。

四、胰腺炎

（一）概述

胰腺炎是一种常见的胰腺疾病，它分为急性胰腺炎和慢性胰腺炎。诊断主要依靠临床和实验室检查，影像诊断技术主要用来了解胰腺损害的范围以及观察并发症的发展情况。目前 MRI 对胰腺炎症性病变的诊断价值不大。

（二）病理

急性胰腺炎的主要病理改变：①急性水肿型（间质型），占75%～95%，胰腺肿大发硬，间质有充血水肿及炎症细胞浸润，可发生局部轻微的脂肪坏死，但无出血，腹腔内可有少量渗液；②急性坏死型（包括出血型），少见，占5%～25%，胰腺腺泡坏死，血管坏死性出血及脂肪坏死为急性坏死性胰腺炎的特征性改变。此型病死率甚高，如经抢救而存活，胰腺的病理发展可能有以下两个途径即：①继发细菌感染，在胰腺或胰周形成脓肿；如历时较久，可转变为胰腺假性囊肿；②急性炎症痊愈后，可因纤维组织大量增生及钙化而形成慢性胰腺炎。

慢性胰腺炎是复发性或持续性炎症病变，主要病理改变为胰腺的纤维化改变，可累及胰腺局部或全部，使胰腺增大、变硬，后期可发生萎缩，常有胰管扩张、钙化、结石及假性囊肿形成，病变可累及胃和十二指肠，使之发生粘连和狭窄，甚至可压迫胆总管，导致胆总管扩张，有时亦可引起脾静脉血栓形成或门静脉梗阻。

（三）临床表现

急性胰腺炎的临床症状和体征与其病理类型有关，轻重不一，但均有不同程度的腹痛、伴有恶心、呕吐、发热。坏死性胰腺炎病情较重，可有休克症状。体检有腹部压痛、反跳痛，严重时有肌紧张，少数可有腹腔积液和腹块体征，实验室检查可发现血清淀粉酶与脂肪酶活性升高。

慢性胰腺炎多为反复急性发作，急性发作时症状与急性胰腺炎相似，表现为腹痛、恶心、呕吐和发热。平时有消化不良症状如腹泻等，甚至可产生脂肪痢，严重破坏胰岛时可产生糖尿病，病变累及胆管可引起梗阻性黄疸。腹部检查若有假性囊肿形成可扪及囊性肿块。血清淀粉酶活性可以升高或正常。

（四）MRI 表现

急性胰腺炎时，由于水肿、炎性细胞浸润、出血、坏死等改变，胰腺明显增大，形状不规则，T_1WI 表现为低信号，T_2WI 表现为高信号，因胰腺周围组织炎症水肿，胰腺边缘多模糊不清。小网膜囊积液时，T_2WI 上可见高信号强度积液影。如出血，在亚急性期见 T_1WI 和 T_2WI 均为高信号的出血灶。炎症累及肝胃韧带时，使韧带旁脂肪水肿，于 T_2WI 上信号强度升高。慢性胰腺炎时胰腺可弥漫或局限性肿大，T_1WI 表现为混杂低信号，T_2WI 表现为混杂高信号。30%慢性胰腺炎有钙化，小的钙化灶 MRI 难于发现，直径大于 1 cm 的钙化灶表现为低信号。慢性胰腺炎也可使胰腺萎缩。

胰腺假性囊肿在 T_1WI 表现为境界清楚的低信号区，T_2WI 表现为高信号区。MRI 不能确切鉴别假性囊肿和脓肿，两者都表现为长 T_1、长 T_2 信号，炎症包块内如有气体说明为脓肿。

（五）诊断要点

（1）有腹痛、恶心、呕吐和发热等典型临床表现。实验室检查血、尿淀粉酶活性升高。

（2）急性胰腺炎 MRI 示胰腺肿大，T_1WI 呈低信号、T_2WI 呈高信号，组织界面模糊，可并发脓肿、积液、蜂窝织炎、出血等。

（3）慢性胰腺炎 MRI 示胰腺体积可增大或缩小，T_1WI 呈混杂低信号、T_2WI 呈混杂高信号，常伴胰腺钙化、胰管结石和假性囊肿。

（六）鉴别诊断

急性胰腺炎若主要引起胰头局部扩大，需与胰头肿瘤鉴别。慢性胰腺炎引起的局限性肿块需与胰腺癌相鉴别。慢性胰腺炎晚期所致胰腺萎缩，需与糖尿病所致胰腺改变及老年性胰腺改变进行鉴别。

第五章　泌尿系统疾病 MRI 诊断

第一节　泌尿系统肿瘤

一、肾错构瘤

（一）概述

肾错构瘤即肾血管平滑肌脂肪瘤，是一种常见的良性肿瘤，由不同的血管、平滑肌和脂肪组织组成。单侧单发多见，中年发病，男性多于女性。少数伴有脑结节性硬化，中青年发病为主，常为两侧、多发。

（二）病理

肉眼所见：肿瘤位于实质部，皮质多见。呈圆形、卵圆形，边缘清楚，无包膜。直径 3～20 cm，平均 9.4 cm。切面呈黄色或黄白相间。肾盂、肾盏可受牵拉变形移位，但无破坏。镜下所见：由成熟的脂肪组织、厚壁血管和成熟的平滑肌细胞混合而成。三者在不同的肿瘤和肿瘤的不同部位所占比例差异很大。肿瘤内常有出血。

（三）临床表现

早期无症状。后期可有肾区包块、疼痛，偶有血尿、高血压。并发结节性硬化者，还有面部皮脂腺瘤、癫痫和智力低下。

（四）MRI 表现

（1）肿瘤大小不一，呈圆形或卵圆形，边缘清晰。

（2）肿瘤的 MRI 信号表现取决于肿瘤内的组织结构，三种组织信号混杂，其中脂肪信号和血管信号具特异性。脂肪组织在 T_1 加权像为高信号，在 T_2 加权像为中等信号，其内可有分隔。血管呈散在的大小不等的流空低信号。

（3）肿瘤内出血时，其信号强度增高，T_1加权像与脂肪组织易混淆，但T_2加权像出血信号较脂肪信号高。

（4）肾盂、肾盏变形移位。

（5）肿瘤可突破肾包膜深入肾周间隙。

（五）诊断要点

肿瘤的良性临床表现；三种组织的特征性信号表现。

（六）鉴别诊断

（1）肾脂肪瘤或分化较好的脂肪肉瘤。

（2）肾癌。

二、肾癌

（一）概述

肾癌即肾细胞癌，又称肾腺癌、肾透明细胞癌，源于近端肾小管上皮细胞。其发生率占肾脏肿瘤的85%，多见于40岁以上成人，很少见于儿童，男女比例2∶1。

（二）病理

大多数病例为单侧和单发病变。肿瘤多位于肾上极或肾下极的实质内，边界较清楚，呈圆形或椭圆形，其内可发生坏死、囊变、出血和钙化。组织学分三型：透明细胞型、颗粒细胞型和未分化型，预后依次变差。血道是主要的转移途径，肿瘤经肾静脉播散到全身其他器官。经淋巴道先转移到肾门、腹主动脉和下腔静脉周围淋巴结，进而向腹膜后他处转移。肾癌也可侵犯周围器官。

（三）临床表现

肾癌早期多无明显症状。典型的临床症状为血尿、腹部肿块和腰部疼痛"三联征"。具有典型三联征的病例不足1/3，大部分病例仅具有其中一项或两项症状。部分病例伴有非泌尿系统症状，如高血压、红细胞增多症、高钙血症及性功能紊乱等，由肿瘤的内分泌活动所致。

（四）MRI 表现

（1）肾实质内肿物，圆形或椭圆形。肿物较大时突出肾表面，压迫肾盂输尿管时出现肾积水表现。

（2）T_1WI 呈低信号、T_2WI 呈高信号，且混杂不均，皮髓质信号差异消失。肿物发生坏死、囊变及出血，呈相应的特征性信号改变。

（3）肿物周围低信号环，为肿瘤的假包膜，具有一定的特异性。假包膜在 T_2WI 较 T_1WI 清楚。其病理基础是受压迫的肾实质、血管和纤维组织。

（4）增强扫描，肾癌有不同程度的增强，但强度低于正常肾实质。囊变坏死部分无强化。

（5）可以转移至同侧肾脏内，也可突破肾包膜进入肾周脂肪，进而侵犯肾筋膜及邻近器官。淋巴结转移时可见肾门、主动脉及下腔静脉旁淋巴结增大，信号不均，甚至相互融合。肾静脉和下腔静脉瘤栓形成时，可见血管腔内异常信号缺损。

肾癌的 MRI 分期如下四型。

I 期：肿瘤局限于肾包膜内。

II 期：肿瘤突破肾包膜，但仍局限于肾筋膜囊内。

III 期：肿瘤侵犯同侧肾静脉、淋巴结及下腔静脉。

IV 期：远处转移或累及除同侧肾上腺外的其他器官。

MRI 在判断肿瘤是否突破肾包膜仍有困难，不易区分 I 期或 II 期。

（五）诊断要点

（1）血尿、腹部肿块和腰部疼痛临床"三联征"。

（2）肾实质内异常信号区；肿块周围假包膜征；增强扫描呈不规则或不同程度强化；肾盂、肾盏变形。

（六）鉴别诊断

（1）肾囊肿出血。

（2）肾盂癌。

（3）肾淋巴瘤。

（4）肾血管肌肉脂肪瘤。

（5）肾转移瘤。

三、肾盂癌

（一）概述

肾盂癌是源于肾盂或肾盏黏膜上皮的恶性肿瘤，分三种：移行细胞癌、鳞状细胞癌和腺癌。移行细胞癌占 90%，男性多于女性，60～80 岁高发。预后与细胞分化、浸润、症状长短有关。鳞状细胞癌占 8%，可与肾移行细胞癌同时发生。腺癌极少见。

（二）病理

移行细胞癌：肾盂表面粗糙、突起，可有溃疡，向实质浸润。也可呈乳头状突起，有蒂与肾盂相连，表面多有溃疡。常发生输尿管和膀胱转移。鳞状细胞癌和腺癌以向黏膜下和肾实质浸润为主。三者均可引起肾盂、肾盏的扩张、变形和移位。

（三）临床表现

早期即可出现全程血尿，不伴有其他症状。随着肿瘤的生长，相继出现肾区疼痛和肾区包块。

（四）MRI 表现

（1）肾盂内实质性肿物，肾盂、肾盏受压呈离心性移位。

（2）肿物边缘光滑，信号强度均匀，T_1、T_2 加权像可与皮质信号相等或短于 T_2 信号。

（3）肿瘤可向肾实质内浸润，肾皮髓质分界消失。

（4）输尿管阻塞时，肾盂扩张。

（5）晚期肾门、腔静脉周围可有淋巴结肿大。

（五）诊断要点

（1）临床多以血尿为首发症状。

（2）肿物位于肾盂内，肾盂离心性扩张移位。

（六）鉴别诊断

与突向肾盂的肾癌鉴别。

四、肾母细胞瘤

（一）概述

肾母细胞瘤又称肾胚胎瘤、Wilm's 瘤，源于肾脏内残存的未成熟的胚胎组织，占小儿恶性肿瘤的 20%。多见于 5 岁以下儿童，成人极罕见。男女发病率无明显差异。

（二）病理

肾母细胞瘤可发生于肾脏的任何部位，大部分为单侧性。外观呈巨块形，一般有完整包膜，边界清楚，内部常有囊性变。镜下主要是胚胎性肉瘤细胞和上皮细胞以及它们的过渡形态。分化好的可见肌肉、骨骼和脂肪成分。肿瘤生长迅速，压迫肾组织，引起肾盂、肾盏的变形移位。常穿破肾包膜进入肾周组织，或侵犯肾静脉和下腔静脉，易血行转移至肺、肝脏，骨和脑转移少见。

（三）临床表现

常为无症状的上腹部包块，向胁部突出，表面光滑，较固定。肿块较大时牵拉肾包膜引起腹痛和腰痛。肿块压迫肾动脉致肾缺血引起高血压，侵犯肾盂、肾盏可出现血尿。

（四）MRI 表现

（1）肾实质内巨大肿块，边缘清晰，呈分叶状。

（2）肿瘤在 T_1WI 上呈中等信号、T_2WI 呈高信号。肿瘤内部坏死囊变时呈液性信号，出血时呈高信号。

（3）5%～10% 患者双侧肾脏发病。

（4）可有肾门、主动脉旁淋巴结转移，表现为淋巴结肿大融合及信号改变。

（5）增强扫描，肿块明显强化，但强化程度低于正常肾实质。

（五）诊断要点

（1）儿童发病，以腹部肿块为特征。

（2）MRI 显示肾实质巨大肿物，边缘清楚，呈分叶状。

（六）鉴别诊断

（1）巨大肾癌。

（2）肾上腺神经母细胞瘤。

（3）多灶性良性肾肿瘤和囊性肾母细胞瘤鉴别。

五、肾转移瘤

（一）概述

肾转移瘤并不少见，但临床症状不多，常被原发瘤症状掩盖。转移瘤的来源依次是：肺、结肠、黑色素瘤、颅内肿瘤、乳房、子宫和睾丸肿瘤，极少数原发灶不明确。

（二）病理

转移瘤位于肾实质内，多数病例为多个肿块，可以双侧发病。肿物往往较小，不改变肾的轮廓，但常伴有坏死。

（三）临床表现

肾转移瘤症状轻，常被原发肿瘤症状掩盖。常在体检 B 超、CT 时发现。

（四）MRI 表现

（1）单侧或双侧肾实质内孤立或多个异常信号区，边缘常不清楚。肾脏多增大，但轮廓多无改变。正常的皮髓质差异消失。

（2）转移瘤信号依组织来源不同呈各种各样表现。一般在 T_1WI 上呈等或低信号，在 T_2WI 上呈高信号。

（3）某些转移瘤，如淋巴瘤，见腹膜后淋巴结肿大融合。

（五）诊断要点

（1）原发恶性肿瘤的临床病史。

（2）肾实质内的多发异常信号区，皮髓质差异消失。

（六）鉴别诊断

（1）单发转移瘤和肾细胞癌鉴别。

（2）多发转移瘤与多囊肾鉴别。

六、膀胱癌

（一）概述

膀胱癌人群发病率 3.6/10 万，男女之比为 3.7∶1，40 岁以上患者占大多数。约 90%病例是移行上皮癌，其次是腺癌和鳞癌。

（二）病理

膀胱癌好发于膀胱三角区，其次是膀胱侧壁。大多数为单发，也可多发，多发者占膀胱癌 16%～25%。早期病变呈单纯的乳头状，进而呈息肉状或菜花状，外生性生长，突入膀胱内。后期可向膀胱壁浸润性生长，使膀胱壁增厚或呈结节状。肿瘤表面可坏死形成溃疡。常见的转移淋巴结依次是：闭孔组淋巴结、髂外中组淋巴结、髂内及髂总淋巴结。

（三）临床表现

常见无痛性、间歇性肉眼血尿。肿瘤位于膀胱底部、颈部时，或肿瘤浸润膀胱壁深层时可出现尿频、尿急、尿痛等膀胱刺激症状。晚期出现排尿困难、尿潴留及膀胱区疼痛等。

（四）MRI 表现

（1）肿瘤小于 1 cm 时，仅表现为膀胱壁的局部增厚，信号改变不明显。

（2）较大肿瘤表现为突入腔内肿块，可有蒂或呈斑块状、分叶状。

（3）T_1WI 肿瘤信号强度介于尿液和脂肪之间；T_2WI 肿瘤信号与尿液信号相似或稍低。

（4）浸润程度的判断：膀胱壁受侵表现为 T_2WI 低信号环中断、破坏；膀胱周围受侵表现为膀胱壁与周围高信号脂肪界面模糊或高信号脂肪内出现灰色信号团块。前列腺及精囊的浸润表现为与肿瘤相邻部分出现与肿瘤相似的异常信号。

（五）诊断要点

（1）临床表现为间歇性、无痛性肉眼血尿，甚至有尿频、尿急、尿痛等膀胱刺激征。

（2）膀胱壁肿块向腔内突出，向膀胱壁外浸润。

（六）鉴别诊断

（1）膀胱充盈不佳致膀胱壁增厚。

（2）慢性膀胱炎。

（3）盆腔放疗致膀胱壁增厚。

（4）膀胱乳头状瘤。

（5）前列腺增生或前列腺癌。

第二节　泌尿系统感染性病变

一、肾结核

（一）概述

肾结核是一种结核分枝杆菌感染的慢性肾脏疾病，占泌尿系统疾病的 14%～16%，占所有肺外结核病的 20%。原发病灶大多是肺结核。

（二）病理

早期结核灶位于肾小球，绝大多数能自行修复。当抵抗力低下时病变向髓质发展，在皮髓质交界处形成结核结节，继而干酪坏死，溃破后与肾盂相通，形成空洞。典型结核结节中心为干酪坏死，周围为类上皮细胞及郎格罕细胞，外围为淋巴细胞和纤维组织。肾盂、肾盏黏膜受结核菌侵袭增厚，继而溃疡、坏死和广泛的纤维化，致肾盂、肾盏变形狭窄，肾盂积水、积脓。晚期病灶内钙质沉积形成钙化。肾结核可扩散至肾周围形成肾周围炎或肾周围寒性脓肿。亦可经尿液蔓延至输尿管和膀胱。

（三）临床表现

（1）消瘦、虚弱、发热、盗汗等全身症状。

（2）可以有血尿、脓尿，伴有腰部钝痛。

（3）膀胱刺激征：尿频、尿急、尿痛占 80%以上，且逐渐加重。

（四）MRI 表现

（1）早期肾脏体积稍增大，晚期可缩小，形态不规则。

（2）T_1WI 皮髓质差异消失，实质内多个大小不等低信号空洞，壁形态不规则；T_2WI 呈高信号。

（3）肾窦变形移位，甚至消失。

（4）病变穿破肾包膜进入肾周时，肾周脂肪信号消失，肾筋膜增厚。

（5）增强扫描，病变周围增强，中间无变化，呈典型的"猫爪"样特征。

（五）诊断要点

（1）临床表现为逐渐加重的尿频、尿急、尿痛、血尿、脓尿及结核全身症状。

（2）肾实质内单或多个空洞，壁不规则，肾窦变形。增强后呈"猫爪"样特征。

（六）鉴别诊断

（1）肾囊肿：肾内单个或多个空洞易和肾囊肿混淆。肾囊肿多呈圆形，信号均匀，边缘清楚，增强扫描时无强化。

（2）肾癌：单个肾结核结节早期不易和肾癌鉴别。增强扫描和尿液检查可资鉴别。

（3）慢性肾盂肾炎。

二、肾和肾周脓肿

（一）概述

肾脓肿为肾实质内局限性炎症液化坏死所致的脓液积聚。最主要原因是血行性感染，极少部分源于尿路系统感染，如肾盂肾炎。肾周脓肿系肾包膜和肾筋膜之间脂肪、结缔组织发生化脓性感染形成脓肿。以右侧多见，大部分是由于肾脓肿穿破肾包膜所致。

（二）病理

早期为肾实质内的多个微小脓肿，伴有周围水肿。小脓肿相互融合形成大的肿块，坏死液化形成大的脓腔。慢性肾脓肿坏死区周围是富含血管的增厚的肉芽组织和纤维层。肾脓肿穿破肾包膜扩散到肾周围形成肾周脓肿。

（三）临床表现

急性起病，持续性高热、腰痛及肾区叩击痛。脓肿向上发展可致同侧胸腔积液，累及腰大肌时，同侧下肢不能伸展。慢性期患者临床症状多不明显。

（四）MRI 表现

（1）急性肾脓肿早期肾脏增大，皮髓质差异消失，T_1WI 上肾实质信号降低。

（2）脓肿形成时，T_1WI 上病灶中央低信号，T_2WI 上高信号；病灶周围在 T_1WI 和 T_2WI 上均呈低信号。脓肿内出现气体，在 T_1WI、T_2WI 上均为极低信号的小圆形影。

（3）肾周脓肿形成时，表现为肾周围异常信号，其信号特点与肾内脓肿相似。同侧肾筋膜可增厚，腰大肌轮廓模糊。

（4）增强扫描，病变中央无增强，而周围强化明显。

（五）诊断要点

（1）典型的临床表现：持续高热和腰疼。

（2）脓肿中央呈液化组织信号，周围呈肉芽组织和纤维组织信号。

（3）增强扫描时，脓肿中央无强化，周围强化明显。

（六）鉴别诊断

1.肾癌

早期肾脓肿未完全液化和肾癌信号类似。

2.肾囊肿感染

囊肿感染时囊壁增厚,与肾脓肿信号相似。

3.肾结核

MRI 表现相近,临床表现可资鉴别。

第三节　泌尿系统结石

泌尿系统结石大多以肾结石为发源地。肾结石向下移动停留在不同部位形成不同的结石,如输尿管结石、膀胱结石和尿道结石。泌尿系统结石极少用 MRI 检查,大多是行其他疾病 MRI 检查时意外发现。

结石按其化学成分分为以下几类。

1.草酸盐结石

占 90%,多数为草酸钙,硬度较大,密度极高。

2.磷酸盐结石

体积较大,硬度小,密度低。

3.尿酸和尿酸盐结石

体积小,硬度和密度较草酸盐结石低。

4.其他结石

极少见。包括胱氨酸结石、黄嘌呤结石、氨苯蝶啶结石、软结石和含胆固醇结石等。

一、肾结石

（一）概述

肾结石是指发生于肾盂、肾盏内的结石。肾结石占泌尿系统结石的 86%以上,多发生于青壮年男性,男女之比 4∶1～10∶1,两侧发病率相等,两侧同时发病者占 10%。

结石大多位于肾盂和肾下盏内。

（二）病理

主要改变是结石对肾脏的直接损伤、尿路梗阻和继发感染。结石对肾盂、肾盏的直接损伤导致黏膜溃疡，最后纤维瘢痕形成。肾结石引起的梗阻多是不完全性的，肾盂肾盏扩张较轻；若结石发生在肾盂、输尿管交界处，则肾盂、肾盏积水较重，肾皮质受压萎缩。

（三）临床表现

肾结石的症状取决于结石的大小、形状、部位以及有无并发症等。主要有三大症状：腰部疼痛、血尿和排砂石史。疼痛为钝痛或绞痛，放射到阴部区域，发作时多伴有肉眼或镜下血尿。

（四）MRI 表现

（1）微小肾结石 MRI 不易显示。

（2）在 T_1WI 和 T_2WI 上，结石均呈低信号，T_2WI 上低信号更为明显，表现为高信号尿液中的暗区。结石成分不同，其信号也有差异。

（3）结石较大阻塞肾盏时，相应近端肾盏扩张，杯口消失。肾盂输尿管交界处结石可致肾盂积水，肾实质变薄。

（4）MRU 检查可立体显示肾盂、肾盏扩张的部位、程度。

（五）诊断要点

（1）典型的血尿、腰部疼痛和排砂石史三大症状。

（2）在 T_1WI、T_2WI 上呈低信号以及相应近端肾盂、肾盏的继发性扩张。

（六）鉴别诊断

与孤立的肾结核钙化块相鉴别。

二、输尿管结石

（一）概述

输尿管结石绝大部分源于肾结石，易停留在输尿管的三个生理性狭窄处。中年发病多，男女之比 5：1，两侧发病率无差异。

（二）病理

输尿管结石刺激管壁致局部管壁的溃疡、纤维组织增生，进而管壁增厚、管腔狭窄。结石部位以上输尿管、肾盂、肾盏积水扩张，扩张程度与结石大小和发病时间有关。长期梗阻可致肾实质萎缩。

（三）临床表现

主要有突发性绞痛，向阴部和大腿内侧放射，伴有血尿。

（四）MRI 表现

（1）输尿管、肾盂积水、扩张，肾实质变薄等。

（2）常规 SE 序列扫描，扩张的输尿管下部出现低信号块，T_2WI 图像上更明显。

（3）MRU 图像扩张的输尿管高信号突然中断，下方见低信号的结石影。

（五）诊断要点

（1）典型的症状：突发绞痛和血尿。

（2）肾盂、输尿管扩张，其下部低信号结石。

（六）鉴别诊断

（1）输尿管先天狭窄。

（2）后天输尿管瘢痕。

（3）输尿管肿瘤。

三、膀胱结石

（一）概述

膀胱结石主要发生于老年男性和幼年，女性极少见。可源于肾、输尿管结石的排泄或由膀胱异物引起。

（二）病理

膀胱结石单个多见，大小不一，小如砂石，大者可占据整个膀胱，形态多为圆形、卵圆形。结石刺激膀胱壁引起膀胱壁充血水肿或出血，甚至形成溃疡。长期的结石梗阻影响尿液的排出，刺激膀胱肌肉纤维组织肥大，引起膀胱壁增厚。长期刺激可诱发膀胱癌。

（三）临床表现

典型症状为疼痛、血尿和排尿困难。疼痛为耻骨联合上或会阴部的钝痛或锐痛，平卧可缓解。排尿困难时轻时重，有时排尿中途尿流突然中断，须改变体位才能继续排尿。黏膜溃疡出血表现为终末血尿。常伴有尿急、尿频症状。

（四）MRI 表现

（1）膀胱内圆形或卵圆形异常信号区，T_1WI 和 T_2WI 均为低信号，在 T_2WI 上表现为和高信号尿液形成强烈对比的充盈缺损，边缘锐利清晰。

（2）MRU 三维图像显示结石的全貌，及其引起的上尿路的积水扩张。

（3）膀胱壁可有增厚。

（五）诊断要点

（1）膀胱结石一般不做 MRI 检查，依靠超声、CT 即可确诊。

（2）典型的临床表现：疼痛、血尿和排尿困难。

（3）结石在 T_1WI 和 T_2WI 均为圆形、卵圆形低信号。

（六）鉴别诊断

（1）膀胱内肿瘤并发钙化。

（2）输尿管下段结石。

（3）膀胱壁的钙化。

第六章 循环系统疾病超声诊断

第一节 心包炎和心包积液

心包炎与心包积液关系密切，心包积液是心包炎症最重要表现之一，但并非所有心包炎均有心包积液，少数仅有少量炎性渗出物。反之，心包积液不一定是炎症性，还有非炎症性。心包炎一般分为急性、慢性心包炎及缩窄性心包炎。心包积液按性质一般分为漏出液性、渗出液性、脓性、乳糜性、血性等。

急性心包炎心包呈急性炎症性病理改变，包括炎性细胞浸润、局部血管扩张、纤维素沉积等。受累心包常有纤维蛋白渗出、纤维素沉积等多种渗出物，表现为心包积液等各种形式。心包炎反复发作，病程较长为慢性心包炎，容易发展为缩窄性心包炎，主要表现为心包增厚、粘连、纤维化和钙化等。部分心包腔消失，壁层及脏层融合或广泛粘连。

一、血流动力学

急性心包炎没有心包积液时，对血流动力学无明显影响，随心包积液量增多，心包腔内压力升高，渐渐地对血流动力学产生影响，主要表现为心房、心室舒张受限，舒张末期压力增高，心室充盈不足，心排出量减少。短时间内出现较多心包积液可引起心脏压塞，发生急性心功能衰竭。缩窄性心包炎也主要影响心脏舒张功能，心腔充盈受限，导致慢性心功能衰竭。

二、诊断要点

（一）定性诊断

1.二维超声心动图

缩窄性心包炎可见心包增厚，尤其以房室瓣环部位为显著，双心房扩大，双心室腔相对缩小，吸气时室间隔舒张早期短暂向左心室侧异常运动。超声只能间接反映积液性质，如心包腔内的纤维条索、血块、肿瘤和钙盐沉着等。化脓性和非化脓性心包积液均可见到纤维条索；手术及外伤后，血性心包积液内可见血块；恶性肿瘤时，心包腔内有时可见到转移性病灶，常附着于心外膜表面。

2.彩色多普勒超声心动图

急性心包炎及少量心包积液一般对血流动力学不产生影响。较大量心包积液及缩窄性心包炎时，房室瓣口血流速度可增快。吸气时右侧房室瓣口血流增加更明显。

3.频谱多普勒超声心动图

较大量心包积液可疑心脏压塞及缩窄性心包炎时，频谱多普勒可探及较特别血流频谱：左房室瓣口舒张早期前向血流速度明显增高、EF 斜率快速降低、舒张晚期充盈血流明显减少，形成 E 峰高尖而 A 峰低平、E/A 比值明显增大。吸气时左房室瓣口舒张早期血流峰值速度可减低。

（二）定量诊断

1.微量心包积液（小于 50.0 mL）

心包腔无回声区宽 2.0～3.0 mm，局限于房室沟附近的左心室后下壁区域。

2.少量心包积液（50.0～100.0 mL）

心包腔无回声区宽 3.0～5.0 mm，局限于左心室后下壁区域。

3.中量心包积液（100.0～300.0 mL）

心包腔无回声区宽 5.0～10.0 mm，主要局限于左心室后下壁区域，可存在于心尖区和前侧壁，左心房后方一般无积液征。

4.大量心包积液（300.0～1 000.0 mL）

心包腔无回声区宽 10.0～20.0 mm，包绕整个心脏，可出现心脏摆动征。

5.极大量心包积液（1 000.0～4 000.0 mL）

心包腔无回声区宽 20.0～60.0 mm，后外侧壁和心尖区无回声区最宽，出现明显心脏摆动征。

三、诊断注意点

（1）正常健康人的心包液体小于 50.0 mL，不应视为异常。另小儿心前区胸腺及老年人与肥胖者心外膜脂肪，在超声心动图上表现为低无回声区，应避免误诊为心包积液。

（2）大量心包积液或急性少量心包积液伴呼吸困难时，应注意有无心脏压塞征象，如右心室舒张早期塌陷、心房塌陷、吸气时右房室瓣血流速度异常增高等。

（3）急性血性心包积液时，应注意有无外伤性心脏破裂、主动脉夹层破入心包情况，彩色多普勒有助于诊断。

（4）超声引导心包积液穿刺已广泛应用于临床，应注意选择最适宜的穿刺途径及进针深度。

四、鉴别诊断

1.限制型心肌病

限制型心肌病的病理、生理表现类似缩窄性心包炎，双心房扩大，心室舒张受限。但限制型心肌病心内膜心肌回声增强，无心包增厚及回声增强。

2.胸腔积液

胸腔积液与极大量心包积液较容易混淆，仔细观察无回声暗区有无不张肺叶或高回声带是否为心包，有助于鉴别。

第二节　先天性心脏病

一、分流型先天性心脏病

1.房间隔缺损（ASD）

（1）明确诊断根据：①二维超声心动图（2DE）显示房间隔回声中断，断端清楚。通常大动脉短轴切面、心尖四腔心、胸骨旁四腔心及剑突下双心房切面，均可从不同方向扫查到房间隔；②CDFI 显示明确过隔血流；③PWD 与 CWD 频谱表现为双期连续呈三峰状频谱；④TEE 更清楚地显示小至 2 mm 的 ASD 及很细的分流束，也能清楚显示上、下腔静脉根部缺损。

（2）血流动力学依据：房水平由左向右分流，右室前负荷增大，右心扩大。三尖瓣、肺动脉瓣血流量增多，流速增快。ASD 患者通常肺动脉压力不高，三尖瓣返流压差一般在正常范围和略高于正常。如果三尖瓣返流压差增高明显，要考虑是否并发其他导致肺动脉高压的原因或者为特发性肺动脉高压。

（3）分型：原发孔型（I孔型）ASD 位于十字交叉处；继发孔型（II孔型）中央型在房间隔卵圆窝周围，II孔上腔型位于上腔静脉根部；II孔型下腔型，位置低。II孔混合型则是中央孔部位缺损连续至腔静脉根部。II孔型还包括冠状静脉窦型，也称无顶冠状静脉窦综合征，是由于冠状静脉窦顶部缺失，造成血流动力学上的房水平分流。

2.室间隔缺损（VSD）

（1）明确诊断根据：①2DE 显示室间隔有明确中断；②多普勒检查显示有高速喷射性异常血流起自 VSD 处，走向右室。CDFI 显示分界清楚的多彩血流束，CW 测定有高速或较高速甚至低速分流频谱。

（2）血流动力学依据：室水平由左向右分流，肺循环血流量增加，左室前负荷增大，左心扩大。

（3）VSD 分型：根据所在部位分为：①漏斗部：包括干下型、嵴内型、嵴上型；

②膜周型：包括范围最广，只要缺损一侧为三尖瓣环均称为膜周型，缺损可朝向漏斗间隔（嵴下型），也可朝向流入间隔（隔瓣下型），也可仅仅累及膜部（膜部型）；③低位肌部：称为肌部型。

3.动脉导管未闭（PDA）

（1）明确诊断根据：①2DE 显示未闭动脉导管：用大动脉短轴切面稍上显示主肺动脉及左、右肺动脉分叉。PDA 常位于主动脉弓降部横切面与肺动脉分叉部偏左侧。胸骨上窝切面也可清晰显示 PDA 走行及大小；②CDFI 检查可见双期异常血流束从 PDA 肺动脉端起始，沿主、肺动脉外缘走向肺动脉瓣侧。CW 测定有双期连续性频谱。表现为从舒张期早期开始的最高峰后，继以逐渐下滑的梯形，直到第二个心动周期的同一时相又出现最高峰。其流速在无明显肺动脉高压时为 3～4 m/s。

（2）PDA 分型：①管型：2DE 显示 PDA 如小管状，连接主、肺动脉之间；②漏斗型：PDA 的主动脉端较大，进入肺动脉的入口小。根据 2DE 图形可测两个口的大小和长度；③窗型：PDA 几乎不能显示，仅见主动脉与肺动脉分叉部血流信号相通。

4.心内膜垫缺损（ECD）

（1）明确诊断根据：①CECD 时，2DE 四腔心显示十字交叉部位 ASD 与 VSD 两者相通。二尖瓣前叶于隔叶形成前、后共瓣回声，横跨房、室间隔，房室瓣口通向两侧心室。追查有无腱索及腱索附着部位，可分型诊断。PECD 中 ASD 并发二尖瓣前叶裂时，2DE 能显示其裂口，在四腔心切面上可见正常时完整且较长的二尖瓣前叶中部出现中断。左室长轴切面可见二尖瓣前叶突向左室流出道。在左室右房通道时，2DE 四腔心显示三尖瓣隔叶附着点间的房、室间隔缺损；②CDFI 能清楚显示血流量增加。在 CECD 时，血流在四腔之间通过共瓣交通，当肺动脉高压不严重时，以左向右分流为主。PECD 左室右房通道时，在右房内可见起自缺损部的收缩期高速血流束，横穿右房。二尖瓣裂时在裂口处可见朝向左房的反流束。

（2）分型：有部分型（PECD）和完全型（CECD）两类。PECD 包括I孔 ASD、ASD 并发二尖瓣前叶裂、左室右房通道。完全型即十字交叉部完全未发育形成四个心腔交通，包括共同房室瓣、ASD 与 VSD 相连。CECD 又进一步为 Resteil A、Resteil B、Resteil C 三型。Resteil A 型共瓣有腱索附着室间隔顶端，即 VSD 下缘；Resteil B 型共瓣腱索越过室间隔至右室室间隔面；Resteil C 型共瓣无腱索附着。

二、异常血流通道型先天性心脏病

1.主动脉窦瘤破裂（RAVA）

（1）明确诊断根据：①2DE 显示主动脉根部瓣环以上窦壁变薄，局限性向外突出，可能突入相邻的任一心腔。瘤壁最突出部位可见小破口；②CDFI 在与 2DE 显示瘤壁之同一切面上可见异常血流色彩充满窦瘤并流入破裂的心腔，为双期连续型的高速血流。CW 频谱可证实血流速度在 3～4 m/s，舒张期更清楚。如窦瘤破入右房或左房，则呈射流。CDFI 表现为细束样从破口处穿过心房腔，直达心房外侧壁；③RAVA 常并发窦部下室间隔沿瓣环形成的新月形 VSD。2DE 观察时需仔细寻查瓣环与室间隔间之延续性。CDFI 可增加发现并发有 VSD 的敏感性，它表现为细小但流速仍较高的单纯收缩期血流。

（2）血流动力学诊断依据：多数窦瘤破入右心系统，属左向右分流类心脏病。有明显的左心容量负荷增加表现。

（3）分型：主动脉有 3 个窦即左、右及无冠状动脉窦。3 个窦均可能发生窦瘤，其破入不同。最常见的是，右窦瘤破入右室流出道、右室流入道或右心房；其次是无冠窦破入右室流入道或右房。

2.冠状动脉瘘（CAF）

（1）明确诊断根据：①2DE 显示右或左主冠状动脉显著增宽，容易辨认，可沿其走行追查，常见扩张的冠状动脉在很长的一段途径中显示清楚，但难以追查到瘘口处。瘘多埋藏在心肌组织中，受 2DE 分辨力所限，显示不清。较少情况可见瘘口边缘，则有利于诊断；②CDFI 的应用显著提高本病超声确诊率。在扩张的冠状动脉内，血流显色及亮度增加，舒张期更清楚。沿其走行可追查到瘘口。从瘘口处射出的血流时相，因其所在心腔不同，在右房者呈双期连续，在右室者亦为双期但收缩期较弱，如瘘口在左室，则分流仅出现于舒张期。CW 检查血流速度亦较高，为 3～4 m/s。

（2）血流动力学诊断依据：分流部位随冠状动脉瘘口位置而定，漏到右房则为左室向右房分流，右心容量负荷增加。瘘口在左心，则在左室和主动脉间有附加循环，左室增大及搏动更明显。

3.肺静脉异常回流（APVC）

APVC 有完全型（TAPVC）及部分型（PAPVC）肺静脉异常回流。本文介绍完全型肺静脉异常回流的诊断。

（1）明确诊断根据：①2DE 的四腔心切面，在左房后上方显示一个斜行的较粗的管腔，为共同肺静脉干（CPV），是 TAPVC 的重要诊断根据，正常的肺静脉回声已不存在。如为心内型 TAPVC，可见 CPV 与右房直接相通或向后倾探头，可见 CPV 汇入冠状静脉窦；如为心上型，需沿 CPV 向上方扫查垂直静脉（VV），但难以成功。心下型 TAPVC，也可能汇入门脉，能显示门脉或肝静脉扩张、下腔静脉扩张等。四腔心切面可同时显示必有的 ASD；②CDFI 可以显示异常血流途径，从 CPV 进入 VV，再入左无名静脉，然后汇入上腔静脉。VV 内血流为向上行与永存左上腔静脉向下行的血流方向正相反。PW 分析与正常静脉血流类似；③CDFI 可证实大量的房水平右向左分流。

（2）血流动力学诊断根据：由于肺静脉血未回流入左房而进入右房，左心前负荷减小，右心前负荷增大。左心依赖房或室水平分流提供的血液输入体循环，故患者均存在缺氧。

（3）分型：①心上型：血流通过上腔静脉进入右房；②心内型：血流经冠状静脉窦或直接引入右房；③心下型：血流经下腔静脉入右房。各型 TAPVR，均有 ASD，右房混合血经 ASD 引入左房供应体循环。

4.永存共同动脉干（TA）

TA 系指单一的动脉干发自心室并由它分出冠状动脉、体循环动脉及肺动脉。

（1）明确诊断根据：①2DE 显示单一的动脉干，类似主动脉位置但明显增宽且靠前。无右室流出道及肺动脉瓣回声。根据肺动脉发出的起点及型式，TA 分三型：I型的主肺动脉发自 TA 的根部，2DE 显示 TA 成分叉状；II型，左、右肺动脉分别起自 TA 较高部位，需要仔细扫查；III型的 2DE 图像不易显示，因其供应肺循环的血管可能为支气管动脉或其他较小的动脉；②2DE 的第二个特点是明确的 VSD，在 TA 的下方，两者形成骑跨关系；③CDFI 显示双室血流共同汇入增宽的动脉干内。血流动力学为左向右分流特点，二尖瓣血流量增加。

（2）血流动力学诊断依据：两根动脉均接收双心室血流，左房、左室扩大，右室亦增大，均并发肺动脉高压，肺血管病变程度严重。

三、瓣膜异常血流受阻为主的先天性心脏病

1.左侧三房心

三房心常见类型为左房内隔膜称左侧三房心。

（1）明确诊断根据：①2DE 四腔心切面显示左房内有异常隔膜回声，将左房分为上下两腔（副房与真房）。上部接受肺静脉血通过隔膜孔进入下部，下部通向二尖瓣口。隔膜位于左心耳及卵圆窝后上方，可与二尖瓣上隔膜鉴别。可能伴有 ASD 但不是必有的并发症；②CDFI 显示副房内血流受阻，显色较暗。隔膜孔常较小，血流通过时形成高速湍流。

（2）血流动力学诊断依据：由于隔膜构成对左房血流之阻力，副房增大明显，左室血流量相对低，形成二尖瓣狭窄时的房大、室相对小的状态。

2.三尖瓣下移畸形（Ebstein 畸形）

病理改变不尽相同。瓣环与三个瓣叶同时下移者少见，多见隔叶和/或后叶下移，前叶延长，也有时隔叶或后叶全或部分阙如者。

（1）明确诊断根据：①2DE 四腔心切面显示三尖瓣隔叶下移，与室间隔左侧二尖瓣的附着点距离加大，相差 1 cm 以上。右室流入道长轴切面上，可见后叶下移，明显

靠近尖部，低于三尖瓣及三尖瓣前叶附着点。有时不能扫查到隔叶或后叶回声。有时下移瓣叶斜行附着室壁，可能一端下移轻，而另一端严重下移；②CDFI 常呈现右室腔及右房腔的特殊伴长的三尖瓣返流束，起自明显近心尖，甚至已到流出道的三尖瓣口，反流通过房化右室部分到真正的房腔内。

（2）血流动力学诊断依据：三尖瓣关闭不全，整个右房腔（包括房化右室部分）明显增大。不下移的三尖瓣前叶活动幅度也明显增大，形成房化右室，部分室间隔活动异常。

3.三尖瓣闭锁（TVA）

三尖瓣闭锁时可并发大动脉转位，右室流出道狭窄或闭锁。根据其并发症程度详细分型。

（1）明确诊断根据：①2DE 最佳选择切面为四腔心，三尖瓣回声波——无孔的薄隔膜或较厚的肌纤维性的致密回声带取代。同时有较大的 ASD 和 VSD 并存；②C-UCG 检查时可见对比剂回声出现于右房后全部通过 ASD 进入左房，通过二尖瓣入左室；又一部分通过室缺进入右室。

（2）血流动力学诊断依据：右房、室间无血流通过，右室依赖室水平分流提供血压，故右室发育差，肺动脉和瓣往往存在狭窄或闭锁，统称为右心系统发育不良综合征。

4.肺动脉瓣及瓣上狭窄

先天性肺动脉瓣狭窄常为瓣上粘连，开放时呈"圆顶"样，顶端有小口可使血流通过。肺动脉可见狭窄后扩张，大动脉短轴和右室流出道长轴切面可证实这种特征。瓣上狭窄如为隔膜形在 2DE 所显示瓣口上方，从两侧壁均可见隔膜回声，其中央回声脱失处为孔。管型瓣上狭窄时，在肺动脉瓣上的主、肺动脉腔突然变细如管状，其后的肺动脉径又恢复正常。CDFI 检查，有起自狭窄口的多彩血流束显示，CW 证实其为高速血流。

5.右室流出道狭窄与右室双腔心

有高、中、低右室流出道狭窄，右室双腔心的狭窄处在右室体部。2DE 的左室长轴切面、右室流出道长轴切面及肋下区右室流入道至流出道到肺动脉切面，均可显示上述特征。各处狭窄多为肌性，少数为隔膜样。前者在 2DE 上呈现粗大肌性回声突向右室或右室流出道腔内；后者多见于瓣下区，为隔膜样回声从壁发出，中间孔径较小阻滞血流。CDFI 和 CW 可见发自狭窄水平高速血流。右室双腔心的异常血流束起自右室流出道下方，相当于右室调节束水平。狭窄前部右室壁明显增厚。

6.主动脉瓣及瓣上、瓣下狭窄

先天性主动脉瓣狭窄常由二瓣化引起。2DE 大动脉短轴可见主动脉瓣仅有两叶，关闭呈"一"字形，失去正常"Y"字形。也有的为三瓣叶的交界粘连。瓣上狭窄时，在主动脉瓣以上，见有狭窄段或隔膜回声。瓣下狭窄时常见主动脉瓣下隔膜，在左室长轴切面上，可见室间隔及二尖瓣前叶各有隔膜样回声突入左室流出道。CDFI 在狭窄水平出现湍流的多彩血流信号，CW 可证实其为高速血流。瓣上狭窄常见于 Williams 综合征，以瓣上环形狭窄为主，血流动力学与主动脉瓣狭窄类似。

四、综合复杂畸形

涉及大动脉、心室及瓣膜等心脏多种结构的病变。

1.单心室（SV）

（1）分型诊断：一般分为左室型、右室型单心室和共同心室。可能并发左位型或右位型大动脉转位，也可能仍保持正常动脉关系。

（2）明确诊断根据：①2DE 心尖四腔心切面无正常室间隔回声，显示一个大心腔接受两个心房供血，此即为 SV 的主腔。左室型 SV 可有小流出腔在主腔的前或后方；②2DE 左室长轴及大动脉短轴可判断 SV 是否并发大动脉转位；③CDFI 显示主腔血流通过球室孔进入流出腔，再通向主动脉；④2DE 及 CDFI 可明确房室瓣异常情况，鉴别是一组房室瓣供血（二尖瓣或三尖瓣）；另一组房室瓣闭锁或为共同房室瓣。

（3）血流动力学诊断依据：房室水平血压完全混合。体循环血压为混合血，患者均存在不同程度缺氧。如果没有肺动脉瓣狭窄同时存在，肺循环则承受与体循环相同压力的血流量，早期便出现肺动脉高压，肺血管病变进行性较重，很快便成为不可逆改变。

2.法洛四联症（TOF）

（1）明确诊断依据：①2DE 左室长轴切面能全部显示 TOF 的四个特征：包括主动脉位置前移，与室间隔延续性中断，主动脉骑跨于室间隔上；嵴下型或干下型室间隔缺损；右室流出道狭窄；右室肥厚。与右心室双出口鉴别时，可见主动脉瓣与二尖瓣前叶仍有纤维延续性；②2DE 大动脉短轴切面及右室流出道包括主、肺动脉及左右肺动脉的长轴切面，可分段确定其狭窄部位及腔径测值，明确其发育情况，判断手术治疗可行性；③CDFI 显示主动脉下 VSD 有双向分流。收缩期，双室血流均进入主动脉，少量右室血流进入肺动脉。肺动脉瓣狭窄的高速血流，可用 CW 定量测定，其流速可达 4 m/s 以上。

（2）血流动力学诊断依据：由于肺动脉瓣、瓣下狭窄，右室后负荷增大，右室壁增厚，右室扩大。TOF 时右向左分流为主，右室壁搏动强心泵功能呈右室优势型，为确定手术适应症，须定量测定左室壁厚度、腔大小及左室泵功能。

3.完全型大动脉转位（D-TGA）

D-TGA 的主要病理特征是主动脉向前移位并与右心室相通；肺动脉则与左室相通。D-TGA 需要有心内或大动脉间血流分流才能维持生命，最常并存的分流是 VSD 的室水平分流。

明确诊断根据：①2DE 大动脉短轴表现主动脉位置前移与肺动脉同时显示两条动脉横断面。两者呈右前、左后排列，少见有前、后或左前、右后排列者。左室长轴或五腔心切面显示肺动脉出自左室，肺动脉瓣与二尖瓣有纤维延续性。主动脉出自右室，主动脉下圆锥与房室瓣远离；②2DE 左室长轴或四腔心切面显示干下型或膜周部 VSD，也可能显示 ASD；③C-UCG 法时经静脉注射对比剂，在右房、左室显示回声后迅速进入左房或左室；④D-TGA 常伴有肺动脉瓣或肺动脉狭窄。

4.功能校正型大动脉转位（CTGA）

大动脉转位规律同 D-TGA。本病主要特点是心室转位，虽然主动脉出自解剖右室但接受左房血，而肺动脉出自左室却接受右房血。结果保持正常体肺循环通路，故称功能校正型大动脉转位。

明确诊断根据：①大动脉转位：心尖五腔心切面可显示主动脉出自解剖右室；肺动脉出自解剖左室。大动脉短轴切面显示主动脉位置前移一般位于肺动脉左前方。肺动脉可能正常或有狭窄；②心室转位称心室左襻：即右室转向左前方。2DE 可鉴别解剖右室与左室。前者与三尖瓣共存，且室内肌小梁丰富而粗大，有多条肌束。左室与二尖瓣结合、左室内膜光滑，回声呈细线状，显示整齐清晰。三尖瓣特点是可找到三个瓣叶，四腔心切面可见隔叶起点比二尖瓣前叶起点低 5～10 mm；③2DE 可显示其常见并发症 VSD、ASD、PDA 等。

5.右心室双出口（DORV）

为不完全型大动脉转位，两条动脉同时出自右室，是介于 TOF 与 DTGA 之间的动脉位置异常。两个动脉间的位置关系变化较多，关系正常时类似 TOF，区别是主动脉骑跨超过 50%，甚至完全起自右室。关系异常时类似于 D-TGA，只是肺动脉大部分起自右室。肺动脉骑跨于室间隔缺损之上者又称 Tossing's 病。DORV 均有 VSD 并存，VSD 位置可以多变，如主动脉瓣下、肺动脉瓣下、远离两大动脉等。

（1）明确诊断根据：①2DE 显示两大动脉并列有前移，均起自右室，或一支完全起自右室，另一支大部分起自右室。大动脉关系正常或异常。大动脉短轴表现两个动脉横断面同时显示在图的前方。心尖四腔心切面可显示两大动脉根部位置及与心室的连接关系；②左室长轴或心尖四腔心切面证实有并存的 VSD；③DORV 时左心室的唯一出口是 VSD，也是肺循环血流的出口。CDFI 表现为显著的左向右分流，在 VSD 处显示明亮的过隔血流信号。

（2）血流动力学辅助诊断依据：DORV 心室水平双向分流，但两大动脉均起自右室，右室血流量明显增加，右室增大显著，右室壁增厚。如果不存在肺动脉瓣、瓣下狭窄，早期即可出现肺动脉高压，并进行性加重。

6.心脏位置异常分类及符号

由于胚胎发育过程中，心脏是由原始心血管扭曲及部分膨大形成，故发育异常时，心脏位置及心腔相互间位置关系可能异常。

（1）整体心脏异位：包括胸腔外颈部心脏、腹腔心脏及胸腔内右位心等。

（2）正常心脏为左位心用"L"表示，心脏随内脏转位至右侧胸腔称右位心用"R"表示。内脏不转位单纯心脏旋至右胸称单发右位心或右旋心用"R"表示。内脏已转位，但心脏保留在左胸时称单发左位心或左旋心用"L"表示。

（3）心脏所属心房、心室、大动脉间的位置关系亦可能有多种变化

①心房位置：a.心房正位（S）。b.心房反位（I）。正位即指右心房位于右侧，左心房位于左侧。反位即表示心房位置与正位相反。

②心室位置：a.心室右襻（D）：正常左位心，右室在心脏右前方位置称右襻。b.心室左襻（L）：为右位心时右心室位于左前方。

③大动脉位置：a.正常（S）。b.右转位（R）。c.左转位（L）。

第三节　心肌梗死

一、心肌梗死概述

心肌梗死（MI）属于贫血性梗死。MI 的形态学变化是一个动态演变过程。一般梗死在 6 h 后肉眼才能辨认，梗死灶呈苍白色，8～9 h 后呈土黄色。光镜下可见心肌纤维早期凝固性坏死、核碎裂、消失，胞质均质红染或不规则粗颗粒状，间质水肿，少量中性粒细胞浸润。4 d 后，梗死灶外围出现充血带。7 d～2 周后，边缘区开始出现肉芽组织，或肉芽组织向梗死灶内生长并呈红色。3 周后，肉芽组织开始机化，逐渐形成瘢

痕组织。

二、心肌梗死的超声检查

（一）检查方法及注意事项

1.应用切面观

冠心病经常受累部位为乳头肌水平以下，因此，应采用胸骨旁左室长轴、各短轴、心尖四腔观、心尖两腔观、心尖左室长轴及左室第一斜位观，充分显示心尖前、后壁及侧壁。左室短轴观包括二尖瓣水平、腱索水平、乳头肌水平及心尖部位。通过上述切面仔细观察室壁运动是否协调。故此，常用切面。

2.切面超声左室壁节段划分

以乳头肌为标准，将左室沿长轴分为大约等长的 3 个部分：①底部→自二尖瓣环平面至乳头肌顶端→二尖瓣水平；②中部→自乳头肌顶部至乳头肌底部→乳头肌水平；③心尖部→自乳头肌底部至心尖顶端→心尖水平。

二尖瓣和乳头肌水平短轴观各分为 5 个节段，心尖水平分为 4 个节段，共 14 个节段。

短轴水平划分节段的解剖标志。①二尖瓣水平：以二尖瓣前后叶外侧连接处为前壁与侧壁交界，以二尖瓣后叶中部处为侧壁与后壁交界，二尖瓣前后叶连接处为后壁与后间隔交界，室间隔分为前后两部分；②乳头肌水平：以前外乳头肌与后内乳头肌中部处分室壁为左室前壁与侧壁、后壁与后间隔的分界，两乳头肌间中点后壁处为侧壁与后壁交界；③心尖部短轴观：分为室间隔、前壁、侧壁、后壁 4 个节段。

3.各节段与冠状动脉供血支的关系

①左前降支→前间隔、左室前壁、心尖；②左旋支→左室侧壁、后下壁；③右冠状动脉→后间隔、后下壁。

4.节段性室壁运动异常的观察与测量

正常室壁各节段收缩期振幅略有差异，变化程度为基底部＜心尖部＜中部；正常运动：收缩期心内膜向心腔运动幅度及收缩期增厚率均正常。

室壁运动异常分为：①收缩亢进：指运动幅度增强，收缩期增厚率增加；②运动减弱：即较正常运动幅度减小，收缩期增厚率下降（低于正常室壁运动幅度低限的50%～75%）；③不运动：即心内膜运动及收缩率消失；④反向运动（也称矛盾运动）：即心室收缩时室壁运动背离心腔，收缩期室壁变薄、明显膨出者为室壁瘤形成。

5.切面超声心动图阶段性心功能检测及计算方法

（1）室壁收缩期增厚率（△T%）：为检测冠心病心肌收缩功能的敏感指标，正常参考值为＜35%。

（2）半轴缩短率（△H%）：正常参考值平均值二尖瓣水平为27%～35%，乳头肌水平为36%～42%，室间隔略低于游离壁。

（3）局部射血分数（RAEF）：正常参考值为50%～65%。

（4）室壁运动指数：各节段室壁运动计分，正常运动为0，减弱为1，不运动为2，矛盾运动为3。把全部节段得分相加并除以节段数，所得分数为0为正常，分数越大表示心功能越差。

（二）超声心动图表现

1.急性心肌梗死

（1）阶段性室壁运动异常：室壁运动幅度可反映室壁活动情况，受累节段室壁变薄，运动减弱，无运动或反常运动，未受累节段室壁代偿性运动增强。

（2）室壁收缩期增厚率异常：室壁增厚率是心肌收缩期心肌最厚时心肌厚度与舒张期心肌最薄时心肌厚度的差值，与舒张期心肌最薄时心肌厚度的比值，反映心肌纤维伸展与缩短的生理状态，其预测价值较室壁运动幅度更高。

实验发现，梗死范围达到正常心肌的20%～40%时，室壁增厚率开始减小，收缩期增厚率减小或消失。

（3）局部室壁回声异常：急性心肌梗死发病数小时后局部回声减弱，以后随胶原沉着及瘢痕形成回声逐渐增强。

（4）左室功能降低及左室整体心功能低下：若病变局限，则整体心功能可正常，节段性收缩功能均降低。

（5）心腔扩大：梗死心腔有不同程度的扩大。

2.陈旧性心肌梗死

心尖部局部变薄，回声增强，局部不运动。①病变区心室壁运动减弱或不运动；②收缩期室壁增厚率减小或不增厚；③病变区心肌回声增强伴室壁变薄，偶有室间隔病变区增厚；④心腔形态失常，多为乳头肌水平以下不同程度扩大，心尖圆钝，失去正常锥形；⑤左心功能减低。

3.心肌病变部位及范围的诊断

根据二维超声心动图室壁运动异常出现的阶段，可确定病变部位，并了解受累冠状动脉支。

M型超声心动图室间隔运动曲线平坦。

三、诊断标准与鉴别诊断

（一）诊断标准

1.急性心肌梗死

①局部室壁运动异常；②室壁收缩期增厚率异常；③正常心肌代偿性运动幅度增强。

2.陈旧性心肌梗死

①局部室壁运动减弱或不运动，伴运动不协调；②局部室壁收缩期增厚率下降；③局部室壁变薄，回声明显增强。

（二）鉴别诊断

急性心肌梗死的鉴别诊断，包括下列情况。

1.心绞痛

主要是不稳定型心绞痛的症状可类似于心肌梗死，但胸痛性质轻，持续时间短，服用硝酸甘油效果好，无心电图动态演变及心肌酶的序列变化。

2.缩窄性心包炎

主要表现为双房增大，左、右心室壁舒张运动受限，而收缩期向心性运动正常，心包回声增强。

3.急性肺动脉栓塞

常有突发胸痛、咯血、呼吸困难、发绀和休克，多有骨折、盆腔或前列腺手术或长期卧床史。右心室前负荷急剧增加，P_2亢进，颈静脉怒张、肝大等。心电图肺性 P 波、电轴右偏，即I导联出现深 S 波，III导联有明显 Q 波（<0.03 s）及 T 波倒置。X 射线胸片显示肺梗死阴影。放射性核素肺灌注扫描可见放射性稀疏或缺失区。急性肺栓塞与右心室心肌梗死，两者在右心形态学和血流动力学表现方面很相似，应用超声心动图很难鉴别。两者可单独发病，也可因右心室心肌梗死并发急性肺栓塞，主要是右心室心肌梗死常并发心腔内血栓，血栓脱落引起急性肺栓塞。

4.主动脉夹层动脉瘤

前胸出现剧烈撕裂样锐痛，常放射至背、肋、腹部及腰部。在颈动脉、锁骨下动脉起始部可听到杂音，两上肢血压、脉搏不对称。胸部 X 射线示纵隔增宽，血管壁增厚。超声心动图和核磁共振显像可见主动脉双重管腔图像。心电图无典型的心肌梗死演变过程。

5.急腹症

急性胰腺炎、消化性溃疡穿孔、急性胆囊炎和胆石症等均有上腹部疼痛症状。

四、心肌梗死并发症的超声心动图表现

（一）室壁瘤

10%～20%的透壁心肌梗死患者由左室室壁瘤形成，约在心肌梗死 5 d 后出现，并持续数周。常见于左室前壁心肌梗死，约 80%位于前壁心尖部，下壁和后壁心肌梗死并发室壁瘤相对较少。

UCG 超声心动图主要表现为梗死区心肌的扩展、变薄，呈矛盾运动，在收缩期和舒张期都会膨出，瘤颈较宽。

（二）左室假性室壁瘤

急性心肌梗死（AMI）或心脏创伤、脓肿引起左室壁破裂，破口处形成局限性心包积血，称左室假性室壁瘤。

UCG 见室壁连续性回声中断，心腔外无回声区，瘤颈较窄，收缩期左室腔缩小而假性室壁瘤扩张，瘤壁由心包或血栓等组织构成。

CDFI 见破口处血流往返于心室腔和瘤腔之间，舒张晚期和收缩中期进入假性室壁瘤，收缩晚期开始回流，停止于舒张早中期。

（三）心室壁破裂

最常见的是心室游离壁破裂，多发生在 AMI 1 周内，通常导致患者立即死亡。

UCG 可发现心脏周围心包腔内液性暗区及心壁破裂处回声中断，CDFI 显示由心壁破裂处向心包腔喷射的多彩血流。据此可确定破裂口部位及大小。

（四）室间隔穿孔

室间隔穿孔发病率占 AMI 的 1%～2%，多发生在 AMI 后 2 周内，好发部位为室间隔前下方近心尖部，常并发前壁心肌梗死。

UCG 见室间隔下方回声中断，断端通常极不规则，无明显回声增强。缺损的直径在收缩期明显增大，舒张期减小，较小的穿孔在舒张期几乎看不到。

CDFI 见心尖部室水平自左向右分流以红色为主的多彩分流血流束。

（五）心腔附壁血栓

心腔附壁血栓是心肌梗死最常见的并发症，多发生于心肌梗死后 6～10 d。附壁血栓脱落可引起栓塞，左侧心腔血栓脱落可引起体循环动脉栓塞，右侧心脏血栓脱落可导致肺栓塞。二维超声心动图是诊断心室血栓的敏感方法。

UCG 可显示心室腔内不规则团块状回声，呈多层状、中空状等，回声强度及密度不均匀。通常位于心尖区，附着于心内膜表面，可凸向左心室腔，也可呈片状。从多个断面对同一部位进行扫查，附壁血栓位置固定。极少有蒂，团块回声附着区域室壁运动减弱或消失，呈僵硬感。边缘不规则，与心肌、心内膜无连续性，与心内膜有明确界限。动态观察附壁血栓，在形态、大小及回声强度等方面变化较大，特别是经过临床治疗后变化更显著。

经胸超声心动图检查心腔内血栓存在一定的漏诊率，采用其他超声技术可提高其检出率，如经食管超声心动图、经静脉左心超声造影、对比增强超声等。在经胸超声无法显示左心耳等部位的血栓以及新鲜血栓时，经食管超声心动图（TEE）经常作为首选检查。

（六）乳头肌功能不全和乳头肌断裂

左心室乳头肌功能障碍系乳头肌邻近心肌缺血或心肌梗死所致，是冠心病患者最常见的并发症。其发生与心肌梗死的部位有关，也是心肌梗死后发生二尖瓣反流的重要原因。

UCG 显示，前、后 2 组乳头肌形态变异：缺血的乳头肌比正常乳头肌增大，回声增强，形态明显不规则，收缩运动明显减弱；梗死的乳头肌形态不规整，回声不均匀、增强，收缩运动减弱或无运动。乳头肌附着和室壁运动异常；二尖瓣功能异常，二尖瓣无明显退行性病变，但运动幅度减小，瓣环扩大。在心肌梗死后首次发现二尖瓣脱垂或错位，应首先考虑乳头肌功能障碍。乳头肌功能障碍主要导致二尖瓣关闭不全，故 CDFI 显示其反流束多数呈偏心状，也可呈中心性。

（七）心肌梗死超声心动图检查的临床价值

急性心肌缺血发作时几乎立即出现室壁运动异常，早于心电图及酶学改变，是医学影像诊断急性心肌缺血及梗死的基础。

第四节　心脏肿瘤

心脏肿瘤颇为少见，可分为原发性和继发性。原发性肿瘤较继发性肿瘤罕见，它可分为良性与恶性。原发性肿瘤良性约占 75.0%，成人以黏液瘤多见，占 50.0%；儿童和婴儿以横纹肌瘤多见，占 20.0%。恶性肿瘤中，肉瘤多见，占 72.0%。

一、血流动力学

心脏黏液瘤的血流动力学改变取决于瘤体的位置、大小和瘤蒂的长短。较大的有蒂左心房黏液瘤舒张期瘤体移向二尖瓣口，并经瓣口脱入左心室，使左心房排血受阻，血流动力学表现类似二尖瓣狭窄，可引起肺瘀血。当心脏黏液瘤位于左心室时，可于收缩期阻塞左心室流出道或主动脉瓣口，而表现为主动脉瓣狭窄。当黏液瘤发生在右心房时，舒张期可阻塞三尖瓣口及（或）影响瓣叶活动，产生与三尖瓣狭窄相似的血流动力学改变。若瘤体近于腔静脉口而阻塞腔静脉回流，引致相应的体循环充血。如果瘤体与瓣膜反复接触，可对瓣膜造成损害，形成瘢痕，类似于风湿性瓣膜病，甚至引起腱索断裂，产生瓣膜反流的血流动力学改变。其他肿瘤累及瓣膜时，可有相应的血流动力学改变；部分患者由于肿瘤较大，可造成上下腔静脉梗阻、心室流入或流出道梗阻。

二、诊断要点

（一）黏液瘤

1.二维超声心动图

心腔内探及圆形或椭圆形边界清界的活动性团块，通常有瘤蒂，附着于卵圆窝水平的房间隔上。瘤蒂的直径长度多数在 10.0 mm 左右。

2.彩色多普勒超声心动图

当瘤体造成瓣膜关闭不全时，心房内探及源于相应房室瓣口的反流信号。若瘤体阻塞左心室流出道或主动脉瓣口时，可于该处探及花彩射流信号。

3.频谱多普勒超声心动图

当房室瓣口出现舒张期射流信号将取样容积置于房室瓣口，可记录到舒张期高速射流信号；若瘤体阻塞左心室流出道或主动脉瓣口时，可探及收缩期高速射流信号。

（二）脂肪瘤、乳头状弹性纤维瘤及间皮瘤

1.脂肪瘤的二维超声特征

瘤体较小，边界清楚，多为类圆形，不活动，有包膜反射。

2.乳头状弹性纤维瘤二维超声特征

瘤体体积较小，形状多变，直径一般小于 10.0 mm，可单发或多发。瘤体借短蒂附着于瓣膜，一般是附着于半月瓣的心室面及房室瓣的心房面。

3.间皮瘤

间皮瘤以心包积液为主要表现，无回声区透声不良，内含密集细小点状回声。心包增厚，活动僵硬，并见大小不等略强回声团块，附着脏、壁层心包上。

（三）横纹肌瘤、纤维瘤及错构瘤

1.横纹肌瘤

位于室间隔或心室壁内的单个或多个强回声光团，瘤体最大直径 3.0～20.0 mm，无包膜，边界清楚。较大的瘤体可突向心腔，引起不同程度的梗阻。肿瘤回声较强、均匀，界限清晰，边缘规整，无蒂多不活动。向心腔内生长，可使心腔狭小。若向流出道生长，可引起流出道受阻。若累及房室瓣口，可导致堵塞。

2.纤维瘤

呈现边界清楚、质地均匀的强回声团，几乎均为单发。瘤体大小不一，大的可达 100.0 mm 以上。有完整的包膜反射，无蒂，无活动。瘤体较大时压迫受累部位心肌，但无心肌浸润及破坏。

3.错构瘤

回声多较强，无活动性。

（四）畸胎瘤与心包囊肿

1.畸胎瘤

呈实质性回声增强，不均匀，并可见高回声团，后方伴声影，部分患者伴心包积液。

2.心包囊肿

一般轮廓清，内透声好，与心包腔相通者称为憩室。

（五）肉瘤

（1）心腔或心包腔内可见单个或多个结节状或息肉状肿块。

（2）瘤体大小不一，形态不规则，基底面广，边界不清晰，肿瘤内回声不均匀。

（3）肿瘤附着处心内膜或心外膜中断，心肌遭破坏，室壁运动减弱。

（4）上下腔静脉和肺静脉可受累，部分患者可并发心包积液。

（六）继发性心脏肿瘤

（1）心包腔内见有结节状肿块，回声不均匀、活动性极差、形态不规整、边缘较粗糙，多伴有心包腔积液。

（2）当肿块位于心肌壁时，多由心脏外侧缘突向心包腔，边界模糊，心外膜回声中断。

（3）心肌浸润时，心肌内见斑点状回声，或局部增厚呈团块状，该处室壁活动减弱或消失。

（4）房室腔内的孤立性肿块，形态不规则，边缘毛糙，可随心动周期往返于瓣口，但瘤体形态无变化。

（5）如肿瘤由静脉直接蔓延而来，可见静脉内径扩张，腔内有肿瘤回声，或可见其有蒂附着于静脉壁，肿瘤较大时，可阻塞静脉引起血流受阻。

（6）当心脏肿瘤较大时可压迫心脏，使心脏正常弧形消失，呈不规则状。主动脉、肺动脉均可受压变形。

三、诊断注意点

（1）对于肥胖及肺气肿的患者经胸壁检查显示欠佳，对形体较小的心脏肿瘤及多发性肿瘤，经胸壁超声心动图检查较易漏诊，必要时行经食管超声心动图。

（2）心脏肿瘤无论是良性或恶性，一般血流信号都不丰富或无血流信号，因此，血流的多少对肿瘤的良恶性鉴别意义不大。

四、鉴别诊断

1.黏液瘤须与血栓和脂肪瘤鉴别

（1）左心房黏液瘤与左心房血栓的鉴别要点在于黏液瘤通常有蒂，附着面小，可活动；血栓形态不规则，无蒂，附着面大，无活动。

（2）脂肪瘤与黏液瘤鉴别要点在于脂肪瘤多发生在左心室或左心房，而且活动度较小有漂浮感，肿瘤边缘光滑，回声较强，没有分叶。

2.乳头状弹性纤维瘤与心脏黏液瘤和瓣膜赘生物鉴别

（1）乳头状弹性纤维瘤与黏液瘤的鉴别要点主要是乳头状弹性纤维瘤多附着于瓣膜，而黏液瘤多数附着于房间隔卵圆窝周围。

（2）乳头状弹性纤维瘤与瓣膜赘生物的鉴别要点在于瓣膜赘生物患者多有心内膜炎等病变。

3.心脏肉瘤需与心脏良性肿瘤鉴别

（1）良性肿瘤通常边界清楚，有蒂，活动度较大，心脏肉瘤则边界模糊，固定在心脏结构上，无运动。

（2）良性肿瘤不直接浸润周围组织，心脏肉瘤直接浸润周边心脏组织、瓣膜、上下腔静脉、肺静脉。

第七章　消化系统疾病超声诊断

第一节　肝脏血管性疾病

一、门静脉高压

（一）病理与临床

门静脉高压是各种原因导致门静脉血流受到障碍，发生淤滞引起门静脉系压力升高而引起的一系列症状。门静脉高压主要表现为：门-体侧支循环形成：食管下段，胃底近贲门处黏膜下的静脉曲张；直肠静脉丛形成痔核，还表现为脾大、脾功能亢进，呕血和腹水等。

（二）超声表现

（1）肝体积缩小，边缘变钝，包膜不平整。

（2）肝回声粗糙不均匀，有结节感。

（3）门静脉主干增粗，直径＞1.3 cm，脾门静脉主干＞0.7 cm。

（4）脾大，厚度＞4.0 cm，长度＞11 cm。

（5）门-体侧支循环形成：脐静脉开放、胃冠状静脉增宽，胃底食管静脉曲张，胰腺体尾周围脾-肾和胃-肾静脉支增宽、增多。

（6）腹水。

（7）CDFI：早期门静脉内血流仍为红色，严重者肝静脉内为红色和蓝色双向血流，血流平均速度为（10.2±2.74）cm/s，血流量为（939.91±393.05）mL/min。

（三）鉴别诊断

声像图显示脾大，门-体静脉分流的超声征象，多普勒测量门静脉血流速度低于正常，即可诊断门静脉高压。

（四）临床价值

超声不用注射任何造影剂就可以显示门静脉系统及其主要侧支循环血管，并能进行形态学评估；正常肝门部结构被条索状强回声伴规则小管腔取代，可提示门静脉高压。

二、门静脉海绵状变性

（一）病因与病理

门静脉海绵状变性系门静脉完全或部分阻塞后，在其周围形成大量侧支静脉或阻塞后再通。引起门静脉阻塞的常见原因是癌栓，其次是血栓，且以门静脉右支的发病率为高。

（二）临床表现

临床主要表现为门静脉高压的症状，如脾大、腹水甚或静脉曲张性出血等。

（三）超声诊断

门静脉主干和（或）分支正常结构消失，其内见癌栓或血栓回声，栓塞周围呈蜂窝状或弯曲的短管状无回声区，短管状无回声区内可见静脉血流信号，动静脉瘘时可见动脉样高速湍流频谱。

（四）鉴别诊断

门静脉海绵状变性主要应与胆管扩张相鉴别。后者门静脉结构及血流显示正常，扩张的胆管内无血流信号显示而易与前者区分。

（五）临床价值

彩色多普勒诊断门静脉海绵状变性减少了血管造影等有创检查，能清晰、准确地显示门静脉阻塞部位、原因及程度，并可根据侧支形成情况估测机体的代偿能力。除此之外，易区分门静脉周围扩张的胆管。

三、门静脉闭塞

（一）病因与病理

门静脉闭塞系指不明原因的门静脉管壁增厚、狭窄以致闭塞，引起肝内型窦前阻塞性门静脉高压症，主要病理改变为门静脉壁胶原纤维组织增加而肝小叶结构正常。

（二）临床表现

临床上很少见，主要表现为原因不明的上消化道出血，脾大及食管、胃底静脉曲张，且排除肝硬化、肝静脉阻塞等疾病。

（三）超声诊断

（1）门静脉主干管壁增厚、回声增强，内壁呈虫蚀样改变；中小分支管腔变窄，闭塞者呈粗细不等的光带，血管消失者声像图上不显示。病变顺序自小分支向主干发展。

（2）肝内回声增强，分布不均匀。

（3）肝动脉可代偿性扩张，血流速度增快。

（4）脾脏明显肿大或出现腹水无回声区。

（四）鉴别诊断

门静脉闭塞引起的门静脉高压主要应与其他原因的门静脉高压相鉴别，如肝硬化、肝静脉阻塞性疾病等。

（五）临床价值

门静脉闭塞临床罕见，在不明原因的上消化道出血或脾大的患者，应行超声检查明确诊断，并判断其严重程度，有利于临床治疗。

四、肝段下腔静脉阻塞综合征

（一）病因与病理

肝段下腔静脉阻塞综合征（巴德-基亚利综合征）是指下腔静脉上段阻塞伴有肝静脉狭窄或完全闭塞的疾病。其病因可为先天性下腔静脉内纤维隔膜或继发性闭塞。隔膜多位于下腔静脉汇入右房口以下 3～4 cm 处，常为薄膜或纤维索带状，且多数为下腔静脉完全闭塞，少数中央有孔。继发性下腔静脉梗阻多与下腔静脉、肝静脉血栓形成有关。肝段下腔静脉梗阻依其病因及病理可分为膜型、狭窄闭锁型、外压型、肝静脉梗阻型及混合型。

（二）临床表现

临床上主要表现为血液回流受阻及侧支循环开放，如肝瘀血性肿大、下肢水肿、腹壁静脉曲张、腹水等。

（三）超声诊断

1.二维超声

（1）下腔静脉入口处下方局部管腔狭窄或闭塞，梗阻远端管腔扩张，其内径随呼吸和心动周期的变化减弱或消失。

（2）肝静脉汇入下腔静脉梗阻的上方且本身无病变时，肝静脉形态无明显改变。当其汇入下腔静脉梗阻下方或本身有病变时，则表现为病变区肝静脉管腔纤细或闭塞，病变远端肝静脉扩张、迂曲，局部膨大或互相交通，肝短静脉扩张。

（3）肝脏显著肿大，尾叶更甚，内部回声均匀。脾大，脾静脉增宽。部分患者出现腹水无回声区。

2.多普勒超声

狭窄段管腔内见纤细的彩色血流信号，流速快，病变远端呈五彩缤纷彩色血流，且流速明显减慢。完全梗阻时，下腔静脉病变段内无血流显示，其远端血流呈离心改变。肝静脉依其能否进入右心房而显示血流束与下腔静脉和右心房的关系。肝内可显示互相交通的杂乱肝静脉束。门静脉因肝瘀血而阻力增大，流速明显减慢。

3.超声造影

显示造影剂进入右心房受阻，当其完全闭塞时该段无造影剂显示。

（四）临床价值

超声检查不仅可明确病变的部位、范围和程度，了解肝脏内部的结构异常，而且可判断肝内和下腔静脉内的血流状态及侧支循环的形成，为选择合理的手术或介入治疗方式提供可靠资料，同时可评价其疗效。

第二节　胆管疾病

一、胆管先天性疾病

（一）病理与临床

胆管先天性疾病主要为胆管囊状扩张症。先天性胆管囊状扩张可发生于除胆囊外的肝内、外胆管的任何部位，胆管末端狭窄或闭锁以及胆管壁先天性发育不良是本病的基本因素。目前国内临床上仍沿用日本学者的分类方法将其分为 5 种类型。I型：胆总管囊性扩张型，包括胆总管囊性扩张、节段性的胆总管囊性扩张以及胆总管梭状扩张；II型：胆总管憩室型，较少见，仅占 2%～3.1%，在胆总管侧壁有囊肿样扩张，囊肿以狭窄的基底或短蒂与胆总管侧壁连接，胆管的其余部分正常或有轻度扩张；III型：胆总管囊肿脱垂型，罕见，仅占 1.4%，病变表现为胆总管末端扩张并疝入十二指肠内，此型在临床上有时被误诊为十二指肠内息肉或肿瘤；IV型：是指多发性的肝内或肝外的胆管扩张，既可以是肝外胆总管扩张同时合并肝内胆管扩张，也可以是肝外胆管的多发性扩张；V型：肝内胆管扩张（caroli 病），目前部分学者认为这是一种独立的病症，与先天性胆管扩张症有着本质的区别。但不管怎么分型，声像图按发病部位可大致分为三大类：肝外胆管囊状扩张、肝内胆管囊状扩张以及肝内外胆管均囊状扩张。

本病的典型临床表现为腹痛、黄疸和腹部包块三联征，但临床上具有典型的三联征者非常少见，大多数患者无特异性临床表现。

（二）超声表现

1.肝外胆管囊状扩张症

（1）在胆总管部位出现单发或多发囊性无回声区，呈球形或梭形。

（2）囊性无回声与近侧胆管相连通。

（3）囊性无回声边界清晰，囊壁薄，合并感染后囊内可见点状回声，囊壁也可增厚。

（4）囊性无回声，近侧胆管不扩张或轻度扩张，但与肝外胆管扩张不成比例。

（5）胆囊或胆管部囊性无回声内可合并结石。

（6）并发胆管癌无回声，内可见实性回声或仅表现为囊壁增厚。

2.肝内胆管囊状扩张

（1）肝内出现多个圆形或梭形无回声。

（2）无回声沿胆管系分布并与之相通。

（3）无回声边界清晰，壁光滑。

（4）可同时合并肝外胆管囊状扩张。

（5）合并感染可于其内出现胆泥或脓栓回声，合并结石可见胆管内强回声伴声影。

（三）鉴别诊断

1.先天性胆管囊状扩张需与上腹部囊肿相鉴别

上腹部囊肿如肝囊肿、胰头囊肿、右肾囊肿、小网膜囊肿等位置和胆总管紧邻，较大囊肿易误诊为先天性胆管囊状扩张，观察囊肿与胆管的解截位置关系和囊肿与胆管是否有交通非常重要，先天性胆管囊状扩张与近端胆管可见交通。

2.肝内胆管囊状扩张症（Caroli 病）需与多发性肝囊肿相鉴别

前者可见与肝内胆管相通，后者多位于肝实质内，囊腔与肝管、囊腔与囊腔之间不相通。

（四）临床价值

超声成像能清晰显示肝内外扩张的胆管，典型病例可见囊肿与胆管相通，诊断较为容易，但对胆道病理变化的全面显示方面，磁共振胰胆管造影（MRCP）等影像学成像更直观。

二、结石

（一）肝外胆管结石

1.超声诊断

（1）胆总管内可见强回声团阻塞管腔，梗阻近端胆管扩张，内径＞0.8 cm，管壁增厚，回声增强。

（2）较大结石强回声团的后方伴声影。

（3）位于胆总管末端、十二指肠壶腹部者可伴主胰管扩张。

2.特别提示

（1）临床特点。多见于中、老年人，有长期反复发作的胆道感染史，病情严重程度与梗阻部位、程度和感染的轻重有关。

（2）病理。一部分在肝外胆管腔内形成，另一部分由肝内胆管或胆囊内结石下降至胆总管内形成。结石梗阻可引起梗阻性黄疸和化脓性胆管炎。

（3）鉴别诊断。与下列结构鉴别：胆管周围的高回声结构和病变；肝外胆管肿瘤，如胆管癌、壶腹癌；胆管内的血凝块、胆泥、脓栓、气体等。

（4）胆总管增宽与胆总管中上段的结石较易诊断，但受胃肠气体影响，胆总管末端结石较难诊断，经肝门部沿胆总管长轴向胰头钩突部移行区域的扫查至关重要，最好能显示胆总管末端与十二指肠乳头交界处。

（二）肝内胆管结石

1.超声诊断

（1）胆管腔内高回声团，泥沙样结石可类似软组织肿块图像，后伴声影。

（2）阻塞部位以上胆管扩张，平行管征、分叉状。

（3）胆管内胆汁淤积或感染时，肝内可有多发脓肿。

2.特别提示

（1）病理。部分肝内胆管结石可引起肝内胆管梗阻，远端胆管扩张、黄疸。感染可使胆管壁充血、水肿、溃疡形成和出血。炎症修复可导致胆管壁增厚、管腔狭窄、小胆管闭锁、胆汁淤滞，出现肝实质损害。

（2）鉴别诊断

①静脉石不伴胆管扩张。

②肝内积气，气体闪动，胆管不宽。

③肝镰状韧带和肝圆韧带多切面扫查可鉴别。

④先天性肝内胆管扩张症（Caroli 病）发病早，肝内胆管多发囊状扩张，合并肝外胆管囊状扩张，单纯肝内胆管结石继发的胆管扩张多为胆管均匀增宽。

（3）经肋间或肋下斜切面扫查显示肝内胆管及其内回声，左、右肝管走行需清晰显示。

三、化脓性胆管炎

（一）病因与病理

化脓性胆管炎多由于胆管结石、胆道蛔虫等引起胆管梗阻或胆管急性、化脓性炎症引起。胆管壁因炎症刺激充血、水肿增厚，管腔内充满脓性胆汁。

（二）临床表现

临床上主要表现为上腹部疼痛、寒战、高热、恶心、呕吐等症状，晚期可出现黄疸。

（三）超声诊断

（1）肝外胆管扩张，胆管壁增厚、毛糙、回声增强，内有低回声暗带，呈"双边影"。

（2）胆管腔内可见密集的点状或斑点状回声，后方无声影。

（3）有时在胆管梗阻部位可显示结石或蛔虫回声。

（四）鉴别诊断

化脓性胆管炎应与胆管肿瘤相鉴别，化脓性胆管炎多伴有感染的临床表现及相应的实验室阳性检查结果；若胆管炎伴有胆汁淤积，可行超声造影检查，与胆管肿瘤性病变相鉴别。

（五）临床价值

化脓性胆管炎一旦确诊应早期治疗，抗感染治疗同时，若伴有胆管扩张，胆系梗阻的症状，可行 PTCD 置管引流。

四、胆管癌

（一）病因与病理

胆管癌绝大多数为腺癌，少数为未分化癌和鳞癌。其形态可有乳头状、结节状、硬化型或弥漫型，胆管癌常发生于胆总管近端、肝门左右肝管汇合处及壶腹部。肿瘤自胆管壁呈乳头状或结节状突入管腔，多数呈浸润性生长，使管壁增厚、僵硬，管腔狭窄，造成管腔部分或完全阻塞。阻塞部位以上胆管扩张。

（二）临床表现

胆管癌患者早期缺乏典型的临床表现，多以进行性加深的无痛性黄疸就诊，常伴有皮肤瘙痒、食欲减退、腹泻和消瘦等，晚期出现肝脾大和腹水。

（三）超声诊断

1.二维直接征象

（1）乳头型：扩张的胆管腔内可见乳头状或结节状的高回声或中等回声的软组织样肿块，形态不规则，后方无声影，肿块与胆管壁无分界。

（2）狭窄型或截断型：扩张的胆管远端因癌组织浸润，管腔内径狭窄呈"鼠尾"征或被肿块突然截断，阻塞端及其周围可见肿瘤组织的致密斑点状回声。

2.二维间接征象

（1）肝门部左右肝管汇合处癌肿阻塞时，可引起肝内胆管扩张。

（2）肝外胆管下端癌肿阻塞时可引起肝内胆管、肝总管、胆总管扩张，胆囊肥大。

（3）癌肿有转移时，肝内可见占位性病变，肝门部淋巴结可肿大。

3.CDFI

胆管肿瘤属于少血供肿瘤，其内血流常呈点状或难以显示。

4.超声造影

胆管肿瘤内可见造影剂进入，易与淤胆相鉴别。

（四）鉴别诊断

浸润生长者不易准确显示肿瘤边界，梗阻扩张的肝内外胆管可提示肿瘤存在。有时胆管慢性炎症或狭窄与肿瘤难以准确鉴别。

（五）临床价值

超声能准确判断胆管扩张及胆管肿瘤阻塞部位，直接观察到胆管内肿瘤形态及大小，有助于临床确定治疗方案。

第三节　胃部疾病

一、胃肠穿孔

（一）临床概况

胃肠穿孔（GP）是外科常见的急腹症，主要原因为胃及十二指肠活动期溃疡、肿瘤、急性胃扩张、梗阻、坏死、外伤等，导致胃肠道急性穿孔，内容物流入腹腔引起化学性腹膜炎，大量气体进入腹腔形成气腹。临床主要表现以突发性上腹部持续性疼痛为特点，呈进行性加重，波及全腹，有时向背部放射，腹肌紧张呈板状腹，腹部压痛、反跳痛。胃肠穿孔发病急、病情重，快速准确的诊断和及时有效的治疗对挽救患者生命有重要临床意义。超声在诊断胃及十二指肠穿孔的优势在于能实时动态观察，并能检出其他征象，为胃肠穿孔的诊断开辟了新的途径。

（二）声像图表现

1.腹腔游离气体

腹腔游离气体的存在是诊断消化道穿孔最重要的征象。仰卧位时可在肝前间隙发现等距横纹状多次反射的强回声带，后方肝脏因气体遮挡显示不清，改变体位取右侧卧位时强回声带消失，肝脏显示清楚。可以通过改变患者体位及探头位置清晰地观察到游离气体回声始终在腹腔的最高处，进行实时动态观察是超声检查的优势。

判定腹腔游离气体时应注意与胃肠内气体相鉴别：胃肠内气体随呼吸上下移动，同时沿消化道移动，表现为反射弥散、无固定形状的强回声；而腹腔游离气体多聚集在腹腔最高处，位置相对固定，不随呼吸改变。"移动性等距横纹征"是游离气体的特征性表现。腹腔内游离气体除胃肠穿孔外，人工腹气、腹部术后、输卵管通气术后等均可形成腹腔内游离气体，只要询问病史即可排除。

2.腹腔积液

胃肠穿孔后会在小网膜囊、肝肾间隙、右下腹或盆腔等部位探及不规则无回声区，为漏出物形成，液体较浑浊，如积液黏稠或已化脓，其内可见中等回声光点，似肠内液体，但其不随肠蠕动而移动。此时需要与胆囊穿孔、胰腺炎、原发性肝癌破裂、阿米巴肝脓肿破裂、异位妊娠等相鉴别。

3.腹腔包块

若穿孔被局限，在穿孔部位可探及混合回声包块，为大网膜和腹膜包裹异物所致，若治疗不及时，则形成脓肿。

4.局限性积液积气

穿孔后若被包裹则形成局限性积液积气，位于穿孔周围，有助于提示穿孔位置。穿孔较大者，偶尔可直接显示穿孔部位和大小以及胃内容物向腹腔流动现象，但以上两种征象极少能见到。

5.胃肠蠕动减弱或消失

胃肠穿孔可造成胃肠蠕动减弱或消失、肠腔积气的声像图表现。

（三）诊断与鉴别诊断

实时超声用于胃肠穿孔的诊断具有独到优点，可检出腹腔内游离气体、积液和异常回声包块等征象，能弥补 X 线检查的不足，为外科急腹症提供快速而可靠的诊断依据。如果发现腹腔内游离气体，只要结合临床表现、病史、体征，可做出胃肠穿孔的诊断。

1.超声检查要点

一般于肝前区腹壁下可探及气体强回声，呈多重反射。体位改变时，"等距横纹征"可随之发生位置变化。于腹腔或盆腔内可探及形态不规则的游离液性区。因超声检查一般不能直接发现穿孔位置，只能通过腹腔漏出液或腹腔游离气体等来提示穿孔可能，因此，对超声及 X 线均未发现膈下游离气体，又不能排除胃肠穿孔的患者，可建议行 CT 检查。

2.需要鉴别的疾病

（1）急性胰腺炎：其症状及体征与胃肠穿孔极易混淆，但超声检查可见胰腺增大，回声减低而不均匀，腹腔内无游离气体。

（2）急性阑尾炎合并腹膜炎：胃肠穿孔后，胃肠内容物可沿升结肠沟流到右下腹而引起右下腹部腹膜炎征象，类似阑尾炎穿孔腹膜炎的表现，综合病史、体征、X 线表现、超声检查有无游离气体等可协助鉴别。

（3）急性胆囊炎：阵发性胆绞痛，压痛局限于右上腹，超声可见胆囊增大、张力高及胆囊内有结石；若胆总管结石，则可见到肝内外胆管扩张，但 X 线及超声检查均无腹腔游离气体。

胃肠穿孔的影像学检查中，通常依靠 X 线检查发现膈下游离气体来作为诊断依据，而超声检查不仅可以检出胃肠穿孔的腹腔游离气体，还能检出腹腔积液、包块及其他征象，能够与胆系、泌尿系及阑尾炎等急症进行鉴别，可作为胃肠穿孔诊断的辅助方法之一，与 X 线有互补作用。

二、胃溃疡

（一）超声诊断

（1）胃溃疡周边部位局限性增厚，一般小于 1.5 cm，中心部位黏膜面出现凹陷区。

（2）增厚胃壁呈低回声，胃壁增厚最大范围一般小于 5.0 cm。

（3）溃疡凹陷部位形态尚规整，边缘对称，不随蠕动变化而消失，底部平坦，凹陷部位胃壁层次模糊。

（4）多发性溃疡者可显示互不相连的多处胃壁增厚伴凹陷。

（二）特别提示

（1）典型临床症状为进食后疼痛，呈长期性、周期性、节律性。

（2）胃溃疡穿孔好发于胃小弯近幽门侧。

（3）未饮水时超声检查胃溃疡一般较难发现。

（4）对于溃疡凹陷较大、形态不规则，变形僵硬，周缘隆起高低不对称者，应考虑溃疡恶变。

三、胃癌

（一）超声诊断

（1）早期胃癌。胃壁局限性隆起或增厚，呈低回声，形态不一，边界不清，一般始于黏膜层。病变也可呈小火山口样征象。依据早期胃癌病理分型，超声可分为隆起型、表浅型和凹陷型。

（2）进展期胃癌。胃壁异常增厚隆起，形态不规则，内部回声较低，不均质，胃壁层次破坏，结构紊乱、中断，黏膜面不整，浆膜回声线不完整。通常胃壁隆起最大范围大于 5.0 cm，厚度大于 1.5 cm。

（3）胃腔狭窄、变形，胃壁僵硬，蠕动减弱或消失。

（4）超声图像一般分为肿块型、溃疡型和浸润型。一般未饮水时检查胃壁增厚，呈靶心征或假肾征。

（5）CDFI 显示增厚的胃壁内细条状彩色血流。

（6）病灶转移到肝表现为肝内单一或多个带有声晕的结节；如淋巴结转移，可见胃周围及腹后壁大血管旁肿大淋巴结。

（二）特别提示

（1）早期胃癌诊断较困难，穿孔好发于胃窦部。

（2）进展期胃癌，需注意周围淋巴结情况及肝内有无转移。

（3）种植性转移需观察双侧卵巢、腹膜结节及腹水情况。

（4）早期胃癌胃壁不均匀增厚需与胃炎症性病变和活动性胃溃疡引起的胃壁增厚相鉴别。

四、胃淋巴瘤

（一）超声诊断

（1）胃壁弥散性不均匀增厚，厚度一般大于 1 cm。

（2）胃壁失去正常分层结构，呈均匀低回声。

（3）肿物质地较软，尽管胃壁明显增厚，但导致胃腔狭窄的程度不严重。

（4）多数彩色血流丰富，呈条状彩色血流。

（二）特别提示

（1）好发于胃黏膜下层，需与黏膜下肿瘤相鉴别。前者多形态不规则，后者多表现为局限性肿块，形态规则，境界清晰。

（2）一般无特殊临床症状。

第八章 妇产科疾病超声诊断

第一节 外阴、阴道疾病

一、外阴、阴道先天性发育异常

（一）扫查方法

外阴、阴道先天性发育异常采用经腹、经会阴或经直肠联合扫查方法。已婚者需联合经阴道扫查。

（二）超声诊断要点

1.先天性无阴道及阴道闭锁

经腹部扫查时，在宫颈下方、尿道后方、直肠前方未能显示高回声的阴道气线及低回声阴道壁；或虽可探及部分阴道回声但阴道气线不清晰或很细，常合并先天性无子宫或子宫发育不良。

2.阴道斜隔

部分双子宫双宫颈畸形伴有双阴道，阴道隔膜位于中部，当隔膜远端偏离中线斜行时，与阴道外侧壁融合，形成阴道斜隔，此时一侧阴道腔为盲端。多数情况下需经会阴或阴道扫查，在斜隔侧因有积血衬托可显示低回声的隔结构及对侧宫颈。阴道斜隔常伴有斜隔侧肾脏缺失，称为阴道斜隔综合征。

3.处女膜或阴道下段闭锁

盆腔内子宫、宫颈下方见长圆形囊状液性暗区，内为无回声或细小密集的云雾状低回声，为扩张的阴道；伴宫腔积血时，宫颈扩张，宫腔内的液性暗区与阴道内液性暗区相通；严重时宫旁可见囊性肿块，为输卵管积血和（或）卵巢子宫内膜异位囊肿。

经会阴扫查可以帮助鉴别处女膜闭锁抑或阴道闭锁，测量闭锁段的厚度可指导临床处理。

（三）鉴别诊断

（1）阴道斜隔需与阴道壁囊肿相鉴别，前者有月经淋漓不尽及生殖道反复感染病史，多数合并双宫颈。

（2）因生殖道闭锁或梗阻导致的子宫、输卵管积血及盆腔子宫内膜异位囊肿需与盆腔炎症输卵管积脓、积液鉴别，结合月经异常史较易鉴别。

（四）注意事项

（1）经会阴扫查是盆底结构超声检查的手段，也是诊断外阴阴道发育异常的重要途径。经会阴扫查可以更清楚地判断阴道的长度、闭锁处女膜或阴道的厚度，了解复杂先天泌尿生殖膈肌发育异常。

（2）外阴阴道发育异常绝大多数有先天闭经或月经异常的病史，其准确诊断必须结合临床病史和体征。

（3）外阴阴道发育异常多数合并先天性子宫及泌尿系统畸形，超声检查发现阴道斜隔时应注意检查双侧肾脏，有无一侧肾缺如，以排除阴道斜隔综合征。

二、阴道壁囊肿

（一）分类

阴道壁囊肿可归类于阴道类肿瘤疾病，包括上皮包涵性囊肿、中肾管旁囊肿、子宫内膜异位囊肿，临床上以前两者多见。中肾管旁囊肿为胚胎发育时期的中肾管残留遗迹形成。

（二）临床特点

（1）其发病与年龄无明显相关性。

（2）患者大多数无明显临床症状，可自行触及或查体时发现。

（三）病理特点

（1）肉眼：囊肿多呈单房，壁薄，内含清亮液体；一子宫内膜异位囊肿内液体可呈暗褐色或巧克力样。

（2）镜下：囊壁多为纤维结缔组织，内衬扁平上皮；子宫内膜异位囊肿内可见异位的腺体。

（四）超声特点

（1）经阴道扫查，可以更好地判断囊肿与阴道壁、子宫颈及尿道壁的关系，明确囊肿来源；但如果经阴道扫查过程中若探头进入太深，阴道下段的囊肿往往会被漏诊。

（2）经腹壁扫查，于子宫颈下方阴道内可见界限清晰、壁薄光滑的椭圆形无回声或极低回声的囊性结构，突入阴道，使阴道闭合气线弯曲。

（五）临床处理

（1）囊肿小可不处理，观察。

（2）囊肿大，影响性生活，可穿刺或手术。

三、阴道肿瘤

（一）分类

阴道肿瘤较少见，良性肿瘤多为实性，包括平滑肌瘤、纤维瘤、乳头状瘤、血管瘤等，恶性肿瘤包括阴道上皮内肿瘤、阴道鳞状上皮癌、阴道肉瘤等。

（二）临床特点

（1）可发生于任何年龄。

（2）阴道良性肿瘤患者多无明显临床症状，妇科检查时可发现于阴道壁上触及肿物，多为实性，边界清楚。

（3）肿瘤增大，患者可出现白带增多，下坠感，发现阴道肿块。

（4）肿瘤所引起的压迫症状，如尿频、尿急、大小便困难、性交困难。

（5）阴道血管瘤的患者可有阴道下坠感，阴道出血。

（6）若血管瘤破裂可突然大出血，甚至休克；阴道血管瘤的患者在检查时可见阴道壁上暗紫色结节或呈弥散性改变，质软，按压后可变小。

（7）阴道恶性肿瘤的患者可有无痛性阴道流血，血性白带，性交后出血等症状。

（8）阴道恶性肿瘤的患者在妇科检查时可见阴道壁有边界欠清的结节、菜花样肿物，糟脆，局部质硬，可有出血。

（三）超声特点

1.阴道良性肿瘤

于阴道内、子宫颈下方可探及实性肿块，多呈低回声，边界清晰，其血流频谱与肌瘤类似。

2.阴道恶性肿瘤

于阴道内可探及边界欠清的不均质低回声包块，形态不规则，其血流频谱显示其内血流信号丰富，呈低阻力。

（四）鉴别诊断

1.阴道肿瘤与不全流产致阴道内血块鉴别

阴道肿瘤实性，有边界，内有血流信号；不全流产致阴道内血块回声不均，时低时高，无边界，内无血流信号。

2.阴道肿瘤与黏膜下肌瘤突入阴道内肿瘤相鉴别

尽管两种肿瘤均为实性，有边界，内有血流信号，阴道肿瘤位于阴道，子宫颈口闭合；但黏膜下肌瘤突入阴道内其肿瘤由蒂部上延至子宫颈管内，子宫颈口开大。

3.阴道恶性肿瘤与子宫颈癌阴道转移的鉴别

阴道恶性肿瘤位于阴道内，子宫颈形态回声正常。子宫颈癌阴道转移，子宫颈膨大变形，子宫颈癌低回声多结节状，伴感染时，回声不均有强回声。

（五）临床处理

临床处理原则为手术。

四、阴道前后穹隆结节

（一）临床特点

（1）属于深部内膜异位病变，常见于较严重内膜异位患者。

（2）痛经明显、性交痛。

（3）妇科检查后穹隆触痛结节。

（二）超声特点

（1）子宫颈后方可见片状增厚结节。

（2）子宫颈前方片状增厚结节。

（3）子宫骶骨韧带、主韧带旁低回声结节。

（4）如膀胱受侵犯，前穹隆结节则与膀胱内异位结节融合在一起。

（三）临床处理

（1）结节小无影响，服药定期观察。

（2）结节较大成堆者，须放射治疗或手术。

第二节　卵巢疾病

一、卵巢肿瘤概述

卵巢虽小，组织成分却非常复杂，卵巢肿瘤组织学类型繁多，且有良性、交界性和恶性之分，是全身脏器中原发肿瘤类型最多的部位，因此，超声诊断卵巢肿瘤具体类型较为困难。

（一）卵巢肿瘤与相关标志物

不同类型的卵巢肿瘤具有一定的相对特异的标志物，可用于辅助诊断及病情监测。

1.CA125、CA19-9、CEA

卵巢上皮性肿瘤标志物。

2.AFP（甲胎蛋白）

对卵巢卵黄囊瘤、未成熟性畸胎瘤、无性细胞瘤有协助诊断意义。

3.HCG

对非妊娠性绒毛膜癌有特异性。

4.性激素

颗粒细胞瘤、卵泡膜细胞瘤可产生较高水平的雌激素。

5.鳞癌相关抗原（SCC）

成熟型畸胎瘤恶变时可升高。

（二）卵巢肿瘤与声像图类型

由于卵巢组织的多样性和肿瘤类型的复杂性，超声检查无法进行组织学诊断，但可对之进行较准确的超声物理声像特征判定。根据声像图表现其物理声像特征主要分为三大类：①囊性病变：病灶内囊性部分≥90%；②实性病变：病灶内实性部分≥90%；③混合性病变：又可分为实性为主的病变（囊性部分占10%～49%）和囊性为主的病变（囊性部分占50%～89%）。

根据卵巢肿瘤的血流分布情况，卵巢肿瘤声像图上可分为三型。0型：肿瘤周边及内部均无明显的血流信号；I型：实性部分可见点状、短线状血流信号或囊内分隔上可见血流信号或囊壁见血流信号；II型：实性部分可见树枝状或网状血流信号，伴或不伴囊内分隔血流信号。根据声像图的物理性质，结合肿瘤边界、分隔、内部结构及其血流分布特征，可反映肿瘤病变的大体结构和血供情况，进而判断其病理性质。

（三）扫查方法

对有性生活史者可采用经阴道或经腹部超声扫查，无性生活史者则可采用经直肠或经腹超声扫查。正常卵巢体积较小，位置多变，因此，卵巢病变的超声检查需经腹联合经阴道或经直肠扫查。

（四）注意事项

1.扫查方法互补

经腹部和腔内超声结合可提高卵巢显示率及其病变显示范围，尤其适合肥胖、绝经后卵巢较小的患者和盆腔术后粘连、卵巢难以显示者。对于较大的卵巢肿瘤，经腹扫查观察其全貌，经阴道或直肠扫查观察其内部血供特征、与子宫的关系等。

2.检查技术的选择

应常规选用灰阶显像和多普勒超声技术观察卵巢病变，判断困难及有条件的机构可以增加超声造影技术，了解卵巢病变血流灌注情况。

二、卵巢瘤样病变

卵巢瘤样病变是指一组病因、病理、临床表现各异的疾病，多发生于生育年龄段妇女。根据世界卫生组织（WHO）的分类，卵巢瘤样病变主要包括滤泡囊肿、黄体囊肿、黄素化囊肿、内膜异位囊肿、多囊卵巢、卵巢冠囊肿等。

（一）滤泡囊肿

1.病理与临床

滤泡囊肿是由于卵泡不破裂，滤泡液聚集所形成的卵巢单纯性囊肿，是最常见的卵巢生理性囊肿。正常生理情况下卵泡发育为成熟卵泡并排卵，若卵泡不破裂排卵，致卵泡液积聚则形成囊状卵泡，当其直径＞2.5 cm 时即称为滤泡囊肿。滤泡囊肿多发生于单侧且单发，表面光滑，向卵巢表面局部隆起，囊壁薄而光滑，内含液体清亮。滤泡囊肿直径多＜5 cm，少数达 7～8 cm，甚至 10 cm 以上。

患者一般无自觉症状，由妇检或超声检查偶然发现。囊肿 4～6 周可自然吸收、消失。个别患者由于持续性卵泡分泌雌激素，可引起子宫内膜增生及功能性子宫出血，偶可见滤泡囊肿破裂或扭转所致急腹症。

2.超声表现

（1）滤泡囊肿声像图表现呈典型单纯性囊肿的特点：于一侧卵巢上可见无回声区，

边界清楚、光滑、壁薄、后方回声增强，多数直径<5 cm，但少数较大，甚至>10 cm。

（2）生理性囊肿在生育年龄妇女常见，尤其年轻女性。多数在1～2个月经周期消失（最多4～5个月经周期），因此，随诊观察囊肿变化非常重要。常间隔6周复查，观察到囊肿缩小以至消失，可明确诊断。

（3）CDFI：内部无血流信号。

3.鉴别诊断

（1）卵巢内异症囊肿（巧囊）：经阴道超声检查时巧囊内常见密集点状回声，且巧囊不会在数月内自行消失，因此，随诊观察可资鉴别。

（2）卵巢冠囊肿：也具有单纯性囊肿的特点，但其不是生理性囊肿，不会自行消失。

（3）黄素囊肿：发生在妊娠期或滋养细胞肿瘤时以及辅助生殖促排卵治疗时。

4.临床价值

超声不仅是卵巢滤泡囊肿的首选检查方法，也是随诊的最好方式。多数患者可通过超声及超声随诊得到准确诊断，从而避免进行其他不必要的影像检查。

（二）黄体囊肿

1.病理与临床

黄体囊肿也属生理性囊肿，是由于黄体吸收失败或黄体出血所致，较滤泡囊肿少见，也多单侧发生。正常或妊娠期黄体直径<2 cm，若黄体直径达2～3 cm，称囊状黄体；直径>3 cm时则称黄体囊肿，囊肿直径很少>5 cm，偶可达10 cm者。黄体囊肿常伴有出血，因此，黄体腔内多为褐色液体或凝血块。多数在1～2个月经周期自行消失。

临床上，黄体囊肿多发生于生育年龄段妇女，一般无明显自觉症状，患者可能因月经延迟，常在行妇检或超声检查时发现囊肿。

卵巢黄体或黄体囊肿破裂：可由于性交、排便、腹部受撞击等外力引起，也可自发性破裂。由于黄体囊肿位于卵巢表面，张力大、质脆而缺乏弹性、内含丰富血管，发生破裂时，极易出血，血液积聚于盆腹腔，刺激腹膜引起腹痛，这是为什么黄体囊肿破裂易致急腹症，而成熟卵泡排卵并不引起急腹症的原因。应该充分认识到卵巢黄体或黄体囊肿破裂是妇产科较常见的急腹症之一，以避免不必要的漏诊、误诊。其临床症状主要表现为月经中后期腹痛，疼痛程度不一，出血多者可伴休克。一般无阴道出血。文献报道，多数黄体破裂发生于黄体囊肿。

2.超声表现

（1）黄体囊肿超声表现变化较大，取决于囊内出血量多少及出血时间长短。无出血的黄体囊肿声像图表现与滤泡囊肿相似；出血性黄体囊肿囊壁稍厚，囊内见网状中强回声及散在点状回声；或可见血凝块的团块状中等回声等各种血液不同时期的表现。于月经周期的不同时期（如2周后或6周后）随诊可明确诊断，随诊观察可见囊内回声改变，囊肿缩小以至消失。

（2）CDFI：囊壁可见环状血流信号，频谱呈低阻型；囊内无血流信号。

（3）黄体囊肿破裂时，早期可仍为黄体囊肿的回声表现，TVUS可见卵巢包膜不完整；随之出现卵巢囊性或混合性包块，包块边界不清；或表现为附件区一囊实性包块，内见边界不清的卵巢及黄体回声。临床表现为急腹症，易误诊为异位妊娠破裂。

3.鉴别诊断

（1）卵巢肿瘤：黄体囊肿出血时呈混合回声表现，需与卵巢肿瘤相鉴别。鉴别要点：黄体囊肿出血时见网状、点状及团块状回声，随诊观察时可见囊内回声变化较大，囊肿大小也呈缩小趋势，且囊内无血流信号等，均有助于鉴别。

（2）黄体囊肿破裂的鉴别诊断：超声上黄体囊肿破裂应与异位妊娠、急性盆腔炎、卵巢囊肿或肿瘤扭转相鉴别。

①异位妊娠：卵巢黄体囊肿破裂腹痛均发生于月经中后期且往往在性生活等外力作用后，血绒毛膜促性腺激素（HCG）阴性；而异位妊娠一般有停经史及不规则阴道出血，血绒毛膜促性腺激素（HCG）升高，经阴道超声上可见异位妊娠形成的附件包块与卵巢相邻但能分开，内大多可探及低阻型血流。密切结合临床与超声表现，一般

不难鉴别。

②急性盆腔炎：常有发热、腹痛、白带增多，血白细胞升高等急性感染表现，盆腔内混合回声包块形态不规则，边界不清，后穹隆穿刺为非血性液体，卵巢多未见明显异常等可资鉴别。

4.临床价值

超声检查不仅是黄体囊肿的首选检查方法，也是最好的随诊方式。多数患者可通过超声及超声随诊得到准确诊断。

（三）卵巢子宫内膜异位囊肿

1.病理与临床

卵巢子宫内膜异位症是指具有生长功能的子宫内膜组织异位到卵巢上，与子宫腔内膜一样发生周期性的增殖、分泌和出血所致的囊肿。由于异位到卵巢的子宫内膜没有一个自然引流的途径，从而在局部形成一个内容物为经血的囊性包块，因其内容物似巧克力，又称巧克力囊肿，简称巧囊。卵巢子宫内膜异位是内膜异位症最常见的形式，约80%的子宫内膜异位症累及卵巢。

卵巢内异症多发生于育龄妇女，以30～45岁为多见，与异位到子宫肌层的内异症（子宫腺肌瘤）一样，卵巢内异症的发病率近年来也呈明显上升趋势，成为妇科的常见病、多发病，也是女性不育的重要原因之一。其发生学说包括子宫内膜种植学说、体腔上皮化生学说、转移学说等，其中以种植学说最为广泛认同，认为子宫内膜及间质组织细胞随月经血通过输卵管逆流进入盆腔，种植到卵巢和盆腔腹膜上。

卵巢内异症囊肿可单侧发生，也常可双侧发生，大小从数毫米到十几厘米不等，多数大小在5～8 cm，囊壁厚薄不均。

临床表现上卵巢内膜异位症的主要症状包括慢性盆腔痛、痛经、性交痛、月经量多以及不育等，其中痛经是最常见症状，病变侵及子宫直肠窝、宫骶韧带时，疼痛可放射到直肠、会阴及后腰背部；囊肿破裂则导致急腹症。一部分患者的临床症状不甚明显或没有症状，由超声检查发现病灶。

近年来，发现卵巢内膜异位症与不育的关系越来越密切，约有 1/3 不明原因的不育患者腹腔镜检查到内膜异位症病灶，而在内膜异位症病例中则有半数左右合并不育。

2.超声表现

（1）典型巧囊的超声表现为边界清楚的附件区囊性包块，包块内充满密集均匀的点状回声，这一特征性表现在经阴道超声图像上显示率高，图像更清晰。少部分巧囊经腹部及经阴道超声均显示内部为完全性无回声，且壁薄而光滑，与单纯囊肿，如滤泡囊肿难以鉴别。

（2）巧囊的囊壁常较厚，壁上有时可见点状或条状中强回声，部分巧囊肿内可见分隔；巧囊内部也常可见局灶性中等或中强回声（为血凝块的实性回声，CDFI 无血流信号）。

（3）CDFI。巧囊内无血流信号，仅可在囊壁上见部分环状或条状血流信号。

（4）巧囊的大小、回声特性随月经周期可能有变化，诊断时应结合临床与声像图特征综合判断。

3.鉴别诊断

（1）巧囊虽有较典型的超声表现，但单纯囊肿伴囊内出血、畸胎瘤、卵巢上皮性肿瘤、盆腔脓肿等均可能表现为囊肿内充满均匀点状回声；而巧囊内血凝块的实性回声也需与卵巢肿瘤的壁上结节相鉴别。

巧囊与其他病变的鉴别要点。①出血性黄体囊肿：出血性囊肿内常见网状、条索状或较粗的点状低回声，不均匀；而巧囊内多为均匀细腻的点状回声。随诊观察囊肿大小与回声的变化是鉴别出血性囊肿与巧囊的关键，出血性黄体囊肿多发生于月经周期的中后期，间隔 2～6 周复查大小与回声变化较大；②畸胎瘤：点状回声水平高于巧囊，并常伴有声影的团块状强回声可资鉴别；③卵巢上皮性肿瘤：卵巢壁上的实性结节，CDFI 可见血流信号；④盆腔脓肿：不同时期的盆腔脓肿都可以有类似于内膜异位症囊肿的超声表现，但是两者临床表现完全不同，盆腔脓肿临床常有发热、下腹疼痛与明显压痛等急性感染的症状。

（2）巧囊有时呈类实性表现，需与卵巢实性肿瘤相鉴别，可以通过经阴道超声CDFI 观察其内的血流信息，不能确诊时，进行超声造影将对诊断帮助很大，可以明确病灶内有无血供，超声造影上巧囊为内部完全无血供的囊性包块，而卵巢实性肿瘤则为内部有血供的实性肿物。

4.临床价值

超声检查是巧囊首选的检查方法。多数患者可通过超声表现、临床症状、体征以及超声随诊得到明确诊断。

经阴道超声可更好地观察到病变内部回声结构及病灶内血流信息，在巧囊的鉴别诊断中发挥着非常重要的作用，如显示巧囊内部典型的均匀细腻的点状低回声、出血性囊肿内部典型的网状回声等，经阴道超声均明显优于经腹部超声。

（四）卵巢冠囊肿

1.病理与临床

卵巢冠囊肿指位于输卵管系膜与卵巢门之间的囊肿，目前认为其组织来源包括间皮、副中肾管及中肾管。以生育年龄妇女多见，为良性囊肿，但也偶有腺癌样恶变的报道。病理上，囊肿多为 5 cm 左右，但也可大至 15 cm 以上，单发，壁薄光滑，内为清亮液体。临床常无自觉症状，囊肿较大时可扪及包块。

2.超声表现

位于一侧卵巢旁，为典型单纯性囊肿的表现，呈圆形或椭圆形，单房、壁薄，双侧卵巢可见正常。囊肿偶可以扭转和破裂。

3.鉴别诊断

应与卵巢的其他单纯囊肿（如滤泡囊肿）相鉴别。典型卵巢冠囊肿表现为附件区圆形或椭圆形单房囊肿，常可见完整卵巢声像图，随诊观察时不会自行消失；经阴道超声检查时用探头推至可见囊肿与卵巢分开。而滤泡囊肿时卵巢图像不完整或显示不清，且随诊观察可见自行消失。

4.临床价值

卵巢冠囊肿多数可通过超声发现，并通过超声随诊得到较明确诊断。

（五）卵巢黄素囊肿

1.病理与临床

卵巢黄素囊肿指卵泡壁上卵泡膜细胞在大量绒毛膜促性腺激素（HCG）刺激下黄素化、分泌大量液体而形成的囊肿。可见于：①滋养细胞疾病，如葡萄胎、恶葡、绒癌等；②正常妊娠、双胎、糖尿病合并妊娠、妊娠高血压症等产生过多 HCG 的情况；③促排卵时治疗引起卵巢过度刺激，其卵巢的多囊性改变同黄素囊肿。

卵巢黄素化囊肿常为双侧性，数厘米大小。大多无临床症状，可自行消退。

2.超声表现

卵巢黄素化囊肿具有典型卵巢单纯性囊肿的回声特点，即圆形或椭圆形无回声区、壁薄、光滑、边界清；可表现为单侧或双侧，单房或多房。

3.鉴别诊断

需与其他卵巢单纯性囊肿相鉴别，密切结合临床资料一般不难鉴别。

4.临床价值

卵巢黄素化囊肿多数通过超声发现及明确诊断。

（六）多囊卵巢综合征

1.病理与临床

多囊卵巢综合征（PCOS）是以慢性无排卵、闭经或月经稀发、不育、肥胖、多毛及双侧卵巢多囊性改变为特征的临床综合征。是育龄期妇女无排卵最常见的原因。关于 PCOS 的发病机制，至今尚不十分清楚，认为可能与促性腺激素分泌异常、代谢异常、肥胖、卵巢内分泌失调、高雄激素水平以及遗传等有关，主要内分泌特征包括 LH/FSH 比例增大、雄激素过高等。

大体病理上，60%～70% PCOS 患者表现为双侧卵巢对称性增大，少数病例卵巢无增大或仅单侧增大，切面显示卵巢白膜明显增厚，白膜下一排囊性卵泡，数个至数十个不等，直径 0.2～0.6 cm。镜下见白膜增厚、卵巢间质和卵泡膜细胞增生。

PCOS 主要为青春期发病，临床表现包括：①月经失调，为长期不排卵所致。表现为月经稀发、量少或继发闭经，偶见功能性出血；②不育，系指慢性无排卵所致；③多毛，多毛常见于口唇、下颌颊侧、下腹、耻上、股内侧，并伴有痤疮；④肥胖，约半数患者有不同程度的肥胖；⑤双侧卵巢增大，呈对称性，比正常卵巢大 1～3 倍，⑥激素测定：LH/FSH＞3，血清睾酮升高、高胰岛素血症等。

2.超声表现

（1）PCOS 的典型超声特点：①双侧卵巢增大（但约 30% PCOS 患者卵巢体积可正常）；②双侧卵巢内见多个小卵泡，沿卵巢周边部呈车轮状排列，卵泡大小 0.2～0.8 cm，每侧卵巢最大切面卵泡数目≥10 个卵泡；③卵巢表面见强回声厚膜包绕；④卵巢中央的卵巢基质回声增强。

（2）经阴道超声可更好地观察小卵泡情况，若观察到卵巢基质回声增强也是一个较敏感且特异的诊断指标。

（3）少数 PCOS 患者上述卵巢的超声表现仅为单侧性。

3.鉴别诊断

根据 PCOS 卵巢的特征性超声表现，并密切结合临床资料，一般较易与其他病变相鉴别。

4.临床价值

超声检查是 PCOS 首选的影像检查方法，其典型超声表现也是 PCOS 诊断的最佳指标之一，根据卵巢的特征性表现，结合临床表现与生化检查，一般可以对多囊卵巢做出较明确诊断。

经阴道超声不受患者肥胖的影响，在 PCOS 诊断中起着重要的作用，如其显示 PCOS 小卵泡及基质情况即明显优于经腹超声，可提高 PCOS 的诊断准确性。

三、卵巢良性肿瘤

卵巢良性肿瘤占女性生殖器良性肿瘤的 1/4～1/3，可发生于任何年龄，但多见于生育年龄妇女。常见的良性肿瘤有卵巢囊腺瘤、卵巢勃勒纳瘤、成熟性畸胎瘤、卵泡膜细胞瘤及纤维瘤等。

（一）卵巢囊腺瘤

卵巢囊腺瘤在卵巢肿瘤中最常见，包括浆液性和黏液性囊腺瘤，常见于生育前妇女。

1.病因与病理

肿瘤源于卵巢表面的生发上皮。浆液性囊腺瘤可呈单房或多房，囊内充满淡黄色清澈液体，单房者囊内壁光滑，多房者囊内可见乳头状突起。黏液性囊腺瘤多呈多房性，瘤体较大，内含黏液状或胶冻状液体。少数可向囊腔内或向壁外生长的乳头状突起，如穿破囊壁可引起腹膜种植，在腹腔内产生大量黏液，形成腹膜假黏液瘤。

2.临床表现

较小时多无症状。体积较大可产生压迫症状，蒂扭转或肿瘤合并感染时可出现急性腹痛。

3.超声诊断

（1）浆液性囊腺瘤：①呈圆形或椭圆形的囊性无回声，单侧或双侧，囊壁薄、光滑、边界清晰；②单房或多房，其内可见光带分隔；③乳头状浆液性囊腺瘤，囊内可见乳头状突起，乳头状突起之间常有砂样钙化小体，如囊腺瘤破裂后可伴发腹水；④彩色多普勒，囊壁、囊内间隔及乳头上可见细条状血流信号。当分隔较多，血流较丰富时，需注意交界性囊腺瘤的可能。

（2）黏液性囊腺瘤：①呈圆形的囊性无回声，多为单侧性，囊壁较厚，边界清晰；②常呈多房性，囊性无回声内可见细弱光点；③瘤体较大，多在 10 cm 以上，甚至巨大占满全腹部；④少数肿瘤有乳头状突起，可向囊内或囊壁外突起；⑤彩色多普勒，囊壁、囊内间隔及乳头上可见细条状血流信号，

4.鉴别诊断

需与卵巢囊腺癌相鉴别。

5.临床价值

超声仅能分辨部分浆液性或黏液性卵巢囊腺瘤，需要病理学确诊。

（二）成熟性畸胎瘤

成熟性畸胎瘤是最常见的卵巢肿瘤之一，占卵巢肿瘤的 10%～20%，可发生于任何年龄，生育期妇女多见。

1.病因与病理

肿瘤源于原始生殖细胞肿瘤，主要为外胚层组织，包括皮肤、毛发、皮脂腺等，部分可有牙齿及神经组织；此外，亦可见中胚层组织，如脂肪、软骨等，多为单侧，也可双侧发病。恶变率 1%～3%，通常发生于绝经后患者，肿瘤切面除毛发、油脂外，还有实性部分或坏死组织。

2.临床表现

一般无临床症状，妇科或超声检查时发现。肿瘤体积较大时可有轻度腹胀或压迫感。肿瘤蒂扭转时，则引起急腹症。

3.超声诊断

（1）二维超声：常于附件区见一低回声或混合回声光团，肿块包膜完整，壁厚光滑，内部回声多样，结构复杂。其具有以下特点：①脂液分层征，肿块内有一强回声分界线，上方为脂性物质，呈均匀密集细小光点，下方为液性无回声区；②星花征，漂浮于无回声内的黏稠油脂物呈均匀致密细小强回声，探头加压时可移动；③面团征，肿块无回声区内可见团状强回声附于囊壁一侧（为头发和油脂包裹成团所致），边界较清晰；④瀑布征，当肿块中的头发与油脂松散未构成团块时，声像图上呈表面强回声，后方回声渐次减弱，且反射活跃似瀑布状；⑤壁立结节征，囊壁上可见隆起的强回声结节，单个或多个，后方可伴声影，结节的组织结构常为牙齿或骨骼；⑥杂乱结构征，复杂型畸胎瘤中会有牙齿、骨骼、毛发、油脂等物质。在液性暗区内有明显增强的光团、光斑、光点及线状强回声，并伴有声衰减或声影，图像杂乱，但肿块包膜完整。

（2）多普勒超声：绝大多数良性畸胎瘤为少血流或无血流信号，即无论瘤内回声特征如何，瘤中部甚至包膜上都极难显示出血流信号，可据此血流特征区别于其他类型的附件区肿块。

4.鉴别诊断

畸胎瘤声像图特征明显，诊断率高，但仍有一定的漏（误）诊率，可能误诊为卵巢囊腺瘤、单纯性囊肿、卵巢纤维瘤、巧克力囊肿、炎症性积液等，需与肠管回声、周围组织相鉴别。

5.临床价值

超声诊断畸胎瘤的诊断率达 90% 以上，经盆腔扫查时，强调寻找两侧卵巢，可以有效降低漏诊率。

（三）卵巢纤维瘤

一种具有内分泌功能的卵巢良性肿瘤，占卵巢肿瘤的 2%～5%，多发生于老年妇女，单侧居多。

1.病因与病理

肿瘤表面光滑或结节状，切面呈灰白色，实性、坚硬。镜下由梭形瘤细胞组成，排列成编织状。

2.临床表现

多见于 40～50 岁妇女，肿瘤小时往往无症状，常在妇科检查在子宫一侧扪及分叶状活动肿物。肿瘤增大时可出现下腹不适或腹胀，一般无疼痛。如发生蒂扭转或继发感染时，可出现剧烈腹痛。伴有腹水或胸腔积液时称梅格斯综合征，手术切除肿物后，腹水及胸腔积液可自行消失。

3.超声诊断

（1）呈圆形、卵圆形或分叶状，中等大小，形态规则，边界清，包膜光滑。

（2）内部为实质性或囊实混合性肿块，后方回声可见轻度衰减。

（3）如瘤内有钙化斑可伴声影。

（4）彩色多普勒：近场可探及少许血流信号，远场因声衰减，常无血流信号。

4.鉴别诊断

需与带蒂的浆膜下肌瘤及阔韧带肌瘤相鉴别，鉴别重点是辨别肿瘤与子宫和同侧卵巢的关系，联合应用经腹和经阴道扫查显示双侧正常的卵巢结构时，对排除卵巢纤维瘤有很大的帮助。

5.临床价值

超声诊断是一种能向临床提供较可靠依据的无创性检查手段，有助于卵巢良性肿瘤的初步定性诊断和鉴别诊断，但因卵巢肿瘤的种类结构复杂，超声图像缺乏特异性，许多肿瘤有"同病异图""同图异病"现象，造成诊断困难，诊断中应结合患者临床表现、病史及相关其他辅助检查。

经阴道超声及彩色多普勒超声的应用，为准确诊断卵巢良恶性肿瘤提供了有效的手段。其分辨力高，能显示肿瘤内部的细微结构，对血流探测的敏感性较高。因此，联合应用经腹、经阴道超声检查，能进一步提高超声诊断的准确性。

四、卵巢恶性肿瘤疾病

卵巢恶性肿瘤占女性常见恶性肿瘤的 2.4%～5.6%，病理结构复杂，种类繁多，如卵巢囊腺癌、未成熟畸胎瘤和成熟性畸胎瘤恶变、子宫内膜样腺癌、内胚窦瘤、恶性勃勒纳瘤、克鲁肯贝格瘤等。

（一）卵巢囊腺癌

1.病因与病理

卵巢囊腺癌包括浆液性囊腺癌和黏液性囊腺癌。浆液性囊腺癌是最常见的恶性卵巢肿瘤，1/2 为双侧性，多为部分囊性部分实性，实性部分呈乳头状生长，此瘤生长迅速，常伴出血坏死。黏液性囊腺癌常只限一侧，多由黏液性囊腺瘤演变而来，囊腔变多，间隔增厚，有增殖的乳头状物。

2.临床表现

早期多无症状，偶然在妇科检查时发现。随着肿块的增大可出现腹胀、腹痛、下腹不适感和压迫症状，严重时可出现不规则阴道出血及合并腹水；当肿瘤浸润或压迫周围组织器官出现腹壁和下肢的水肿，大、小便不畅和下坠，腰痛等，甚至出现恶病质状态。

3.超声诊断

二维超声：声像图上难以区分浆液性或黏液性囊腺瘤，多表现为囊实性肿块。囊性为主的肿块囊壁厚而不均，内有粗细不均的分隔，囊液常呈无回声；实性为主者囊内壁见实性块状突起，内部可见大小不等的囊性区，乳头向外生长时肿块边界难辨，形态不规则。盆腹腔可伴有腹水。

多普勒超声：囊腺癌多在肿块边缘，分隔上和中央实性区见到丰富的血流信号，可记录到低阻力或极低阻力频谱，RI≤0.40，肿块边缘血流流速较高，最大流速通常大于 30 cm/s。

4.鉴别诊断

需与卵巢囊腺瘤相鉴别，卵巢囊腺瘤多表现为囊实性肿块，形态规则，边界清晰，囊壁、囊内间隔及乳头状可见细条状血流，可记录到低速中等阻力频谱，最大血流速度常在 15 cm/s 左右，RI 值为 0.40 左右。

5.临床价值

对于囊性混合性或实质性卵巢肿块，超声具有良好的鉴别能力。经阴道超声和多普勒超声的应用能更清晰地显示肿块内部细节及血流情况，有助于肿块良、恶性的鉴别。

（二）卵巢转移性肿瘤

1.病因与病理

凡原发肿瘤的瘤细胞经过淋巴管、血管或体腔侵入卵巢，形成与原发病灶相同病理特性的卵巢肿瘤，称为卵巢转移性肿瘤，占卵巢恶性肿瘤的 5%～10%。体内任何部位的原发性恶性肿瘤均可转移至卵巢，最常见的原发部位为胃和肠道，其次为乳腺。常见卵巢转移性肿瘤为克鲁肯贝格瘤，大多来自胃肠道，肿瘤大小不等，多保持卵巢原形或呈肾形。镜下可见印戒细胞，间质内可见黏液，形成黏液湖。

2.临床表现

卵巢转移性肿瘤有其特有的原发病灶症状，①盆腔肿块：多为双侧性，多表面光滑、活动，少数也有单侧或较固定；②腹水征：由淋巴引流障碍和转移瘤渗出所致，绝大多数为淡黄色，少数血性；③腹痛：由于肿瘤向周围浸润或侵犯神经引起；④月经失调或绝经后阴道出血：部分卵巢转移瘤具有分泌激素功能所致；⑤恶病质：出现卵巢转移性肿瘤已是肿瘤晚期，故可表现消瘦、贫血、慢性面容等。发现双侧卵巢实性肿块，并伴有消化道症状时，应考虑到转移肿瘤的可能，并尽可能找到原发病灶。

3.超声诊断

二维超声：双侧卵巢均受累，呈实性不均质肿块，可伴衰减，无明显包膜反射，但边界清晰，呈肾形；有时在盆腹腔可扫查到边界不清、形态不规则、与肠道等回声的肿块，常常合并腹水。

多普勒超声：瘤体内血流丰富，肿块内血流频谱以中等阻力（RI＞0.40）为主，很少记录到低阻血流，此点与原发性卵巢恶性肿瘤不同。

4.鉴别诊断

与卵巢原发性恶性肿瘤进行鉴别，需结合病史及临床症状。卵巢原发性恶性肿瘤多为单侧，阻力指数较低（RI≤0.40）；卵巢转移性肿瘤多为双侧，阻力指数 RI＞0.40。

5.临床价值

原发性和转移性卵巢肿瘤有着不同的治疗和预后，因此，确定卵巢肿瘤是原发性还是继发性非常重要。如果不能发现或诊断卵巢转移肿瘤，则需二次手术或失去手术机会。有38%转移到卵巢的肿瘤是在原发病灶之前发现，超声准确诊断卵巢转移肿瘤，则可避免二次手术。

（三）卵巢良恶性肿瘤的鉴别诊断

卵巢肿瘤的种类繁多，形态各异，超声常表现为囊性、实性和混合性肿块，卵巢良性肿瘤大部分结构较规则，属于少血供型；卵巢恶性肿瘤形态结构多不规则，属于富血供型。

五、其他卵巢病变

卵巢及卵巢肿瘤在特定情况下会发生肿瘤蒂扭转、破裂、瘤内出血、卵巢及附件扭转等。此类病变的共同临床特征为突发下腹痛，伴恶心、呕吐，盆腔内可扪及张力大之包块，压痛明显；大多数有跳跃、剧烈运动、快速体位改变、排便或撞击史。超声检查是重要的辅助诊断和鉴别诊断的方法。

（一）超声诊断要点

1.卵巢肿瘤蒂扭转

声像特征包括原发病灶的瘤体特征加上肿瘤与子宫之间的扭转蒂部的"麻绳状"低回声。瘤体为囊性时，可见囊壁水肿，呈均匀增厚；瘤体为实性者，其内回声减低或因伴有缺血坏死，透声性增加。扭转程度不同，"麻绳"的螺旋数量不同，横切面呈一低回声多层同心圆状结构。血流信号可反映扭转程度轻重，扭转初期或较松时，蒂部尚可见同心圆状血流信号；扭转圈数多、时间较长时，原发病灶的肿瘤内出现坏死、出血，使内部回声杂乱，其内部、包膜及扭转的蒂部均无血流信号。

2.卵巢囊肿破裂

子宫旁附件区囊性为主的肿块，边界不清，形状不规则，呈塌陷状；或者原有的囊肿突然变小，囊壁塌陷；腹腔内出现游离积液，超声常无法显示破裂口具体位置，偶尔可见囊肿与腹腔积液相通。合并出血时，积液内可见云雾状低回声，单纯囊肿破裂时积液为无回声。CDFI 示不规则囊性肿块近子宫侧包膜可见血流信号，具有原发囊肿的血流供应特征。

3.卵巢肿瘤内出血

恶性卵巢肿瘤生长速度较快、瘤体组织坏死时可发生瘤内出血。卵巢囊性肿瘤内出血时，肿瘤内见区域性絮状回声或云雾状回声，内无血流信号。声像图无特异性，其诊断往往需结合腹痛症状以及通过对比以往附件肿块的声像变化综合考虑。

4.卵巢扭转

卵巢扭转多发生在青少年，无卵巢囊肿或肿瘤病史。超声检查双侧卵巢不对称，扭转侧卵巢肿大，内回声减低，因多数合并输卵管扭转，扭转蒂部呈麻绳状增粗，多普勒超声显示增大卵巢内无血流信号。

（二）鉴别诊断

（1）上述卵巢病变的临床表现与外科其他急腹症相似，尤其后者合并卵巢占位病变时更难鉴别，需紧密结合临床症状和体征以及结合以往妇科超声阳性结果相鉴别。

（2）上述卵巢病变的临床症状和附件占位与异位妊娠相似，应根据妊娠相关病史、血 HCG 水平相鉴别。

（三）注意事项

（1）以上卵巢病变的超声图像大多数没有特异性，均需密切结合病史进行诊断。

（2）高分辨力的多普勒超声未能显示卵巢或卵巢内肿块血流信号，且在肿块与子宫之间出现"麻绳状"低回声，提示有卵巢及附件扭转。但扭转的肿块内探及血流并不能完全排除肿块扭转。扭转时仍然可见血流信号可能与不完全扭转、扭转早期等有关。

（3）卵巢及卵巢病变发生慢性扭转时，若没有明确的腹痛病史，极易漏诊。

（4）较小的囊肿、单纯性囊肿以及卵巢肿瘤浸润性生长引起的破裂，其症状相对较轻，容易被忽略。

（5）肿瘤或囊肿内出血若无明显症状，很难被发现，使肿瘤内部回声更为复杂，增加判断的难度。

第三节　异常妊娠

一、流产

妊娠终止于孕 28 周内、胎儿体重不足 1000 g 时称为流产。妊娠 12 周内发生流产称为早期流产，妊娠 12～28 周称为晚期流产。

（一）病因与病理

流产的原因有很多种，最常见的为遗传因素，其次还包括环境因素（如长期接受有害物质）、母体因素（如母体感染因素、内分泌疾病、子宫腔环境等）。

（二）临床表现

流产的临床表现为腹痛和停经后阴道出血。

（三）超声诊断

不同阶段的流产超声表现不同，流产按照阶段可以分为先兆流产、难免流产、不全流产、完全流产、稽留流产。

1.先兆流产

先兆流产是指孕妇出现腹痛、阴道出血等临床症状，但胚胎仍然存活，宫颈管未扩张。超声表现为宫内可见孕囊，囊内可见胚胎或胎儿，有胎心搏动，孕囊与子宫壁之间可见无回声暗区，常呈新月形、三角形或环形液性暗区。

2.难免流产

难免流产是指妊娠物未排出子宫，但流产难以避免，孕妇阴道出血增多，子宫颈扩张，羊膜囊已破或未破。超声表现为宫内孕囊变形，位置下移，囊内胚胎常死亡。

3.不全流产

不全流产是指部分妊娠物已排出体外，但仍有部分留在子宫腔内。超声表现为子宫小于相应孕周，宫内未见正常孕囊，常为回声杂乱不均的团块，为残留物质及血块。

4.完全流产

完全流产是指妊娠物完全排出体外，阴道出血减少，子宫恢复正常大小。超声表现为子宫大小正常，宫内未见孕囊，内膜线清晰，部分可见宫腔积液。

5.稽留流产

稽留流产是指胚胎停止发育后，胚胎未排出体外。超声表现子宫小于相应孕周，宫内可见形态不规则的孕囊，囊内无胚胎或残存的胚胎但无胎心搏动，部分可合并宫腔积液。

（四）鉴别诊断

1.异位妊娠

流产与异位妊娠的鉴别非常重要。异位妊娠时宫内会出现假孕囊，易被误诊为宫内妊娠流产。鉴别要点：真孕囊位于子宫内膜内，壁厚，呈"双环"征；假孕囊位于子宫腔中央，与孕龄不相符，壁薄，呈"单环"征。异位妊娠有时可见附件包块，另外血β-HCG也具有一定的参考价值。

2.葡萄胎

完全性葡萄胎一般超声图像较典型，部分性葡萄胎与稽留流产通过超声图像难以鉴别，需通过病理检查鉴别。

（五）临床价值

超声诊断流产，需观察孕囊、胚胎、卵黄囊、子宫腔有无积液及胎盘情况，不同的超声表现可提示不同妊娠结局的可能。以下超声表现提示可能会出现不良妊娠结局。

1.孕囊

正常情况下孕囊位于子宫腔中上部，形态为圆形或椭圆形，周边为回声增强带，随孕周增大而增大。超声发现孕囊无增长或孕囊直径＞25 mm仍不能观察到胚胎及胎心搏动，可考虑胚胎停育，如合并阴道出血增加、宫颈口扩张、腹痛等临床症状，应考虑难免流产。

2.卵黄囊

是孕囊中最早被超声检测到的解剖结构。正常卵黄囊呈圆形，囊壁纤细，囊内透声性好。卵黄囊直径＜3 mm或孕囊直径＞20 mm时卵黄囊持续不出现，以及卵黄囊直径＞10 mm，均提示预后不良。

3.胚芽

长达 5 mm，无胎心搏动时可考虑胚胎停育。

4.绒毛下血肿

超声表现为孕囊与子宫壁之间的不规则液性暗区。绒毛下血肿范围越大，妊娠结局的预后越差。

5.胚胎心率

胚胎心率减慢提示妊娠预后不良，若胚胎心率低于 85 次/分（低于 2 个标准差），提示胚胎接近死亡。

6.卵泡排卵时大小

一般卵泡增长至 13 mm 以上称优势卵泡，18～25 mm 称为成熟卵泡。若卵泡＜18 mm 排卵，称为小卵泡排卵，小卵泡排卵后妊娠率较低，且容易妊娠预后不良。

二、异位妊娠

异位妊娠（EP）是指受精卵种植在子宫腔以外部位的妊娠，又称宫外孕。异位妊娠多发生在输卵管、卵巢、腹腔、子宫颈及残角子宫等部位，发生率占妊娠的 0.5%～1.0%，近年来，发病率呈上升趋势。异位妊娠破裂是临床常见的急腹症之一，发病急，病情凶险，而部分病例早期表现隐匿，诊断困难。异位妊娠最常见的发病部位为输卵管，尤其壶腹部及峡部，间质部妊娠少见，但临床表现较凶险。

（一）声像图表现

1.输卵管妊娠

输卵管妊娠超声表现为卵巢旁的异常结构，根据异位妊娠发生的时间不同，其声像图表现差异大。

（1）早期未破裂亦无先兆流产的输卵管妊娠，典型超声表现为卵巢旁探及厚壁囊性结构，内可见卵黄囊及胎芽，可伴有胎心搏动，盆腔常无游离液体，这类异位妊娠较易诊断。有时胚芽已停止发育且无明显腹腔内出血的输卵管妊娠其病灶较小，易被漏诊。

（2）已发生输卵管妊娠流产或破裂的患者，盆腔内常可见游离液体。

（3）附件区可见输卵管妊娠病灶及凝血块所形成的包块。

（4）输卵管间质部妊娠病灶位于子宫角部，病灶周边有不完整的肌壁结构。间质部妊娠是与宫腔不相连的子宫角部异位妊娠病灶，与宫腔相连的则可能是宫角妊娠。其中妊娠囊型的诊断相对容易，妊娠囊边界清楚与宫腔关系较易识别。包块型与宫腔关系有时则难以判断。

（5）输卵管异位妊娠早期病灶很小，超声检查常无法探及，此时宫腔内的积血可表现为类妊娠囊样囊性结构，称假妊娠囊，易误诊为宫内早孕或胚胎停育。

2.宫角妊娠

子宫角妊娠的发生率仅次于输卵管妊娠，妊娠囊位于子宫腔宫角部，与输卵管间质部紧邻，因此，子宫角妊娠与输卵管间质部妊娠的超声声像图表现易相互混淆。

（1）子宫角妊娠声像图特点为在宫腔回声即将消失的同时出现妊娠囊或包块结构，与宫腔相通，四周有完整的肌层包绕。

（2）子宫横切面或冠状切面扫查时，一侧宫底膨隆，妊娠囊或团块与子宫底部间可见浅凹陷。

（3）妊娠囊周边可探及丰富或较丰富的血流信号，内可探及动、静脉血流频谱。

3.宫颈妊娠

宫颈妊娠是受精卵着床于宫颈管内，宫颈内口以上宫腔内无孕囊回声，宫颈管内妊娠囊周边可有血流信号。宫颈妊娠需与妊娠囊位置下移至宫颈管部位的难免流产进行鉴别，难免流产患者的妊娠囊多变形且张力低，妊娠囊周边无血流信号。

4.腹腔妊娠

继发性腹腔妊娠多发生在输卵管妊娠破裂或流产后，妊娠囊突入腹腔，但仍保持与附着在输卵管上胎盘的联系，孕囊继续由破口或伞端向外生长，附着在盆腔壁、肠管、阔韧带、脾脏等处。腹腔妊娠由于胎盘附着异常，血液供应不足，胎儿极少能存活至足月。

（1）子宫增大，宫底部饱满，内膜回声增厚。

（2）子宫常被推向一侧盆壁，妊娠月份较大时，子宫难被发现，探查时应将探头横置于耻骨联合上，找出宫颈，向上移动探头，循其踪迹，则可查出子宫。

（3）子宫外可见妊娠囊、胎体、胎头、胎心等，这些结构无光滑的子宫壁包绕，紧贴母体腹壁，胎儿与膀胱壁间无子宫显示。

（4）胎盘粘连，轮廓不清，呈密集点状不均回声。

（二）诊断与鉴别诊断

典型的异位妊娠超声较易诊断，但不典型的异位妊娠有时因无明显的停经史或无典型声像图表现易被漏诊或误诊，应与下列情况相鉴别。

1.黄体囊肿破裂

多无停经史，HCG 检测多为阴性，病情多发生在月经中期且往往在性生活后。超声检查：子宫大小正常，子宫内膜为分泌期内膜，无蜕膜反应性增厚。可有内出血，包块常不明显。

2.卵巢囊肿扭转

有下腹部肿块及腹痛史，无停经史及早孕反应，HCG 检测为阴性。超声检查：子宫正常大小，卵巢内或附件区发现囊性、实性或混合性回声肿块，囊壁可因水肿而增厚，囊肿内可因出血坏死透声差，"漩涡征"是其声像图特征。

3.急性阑尾炎

腹痛多从上腹或脐周开始，然后局限于右下腹部，无停经史，常有恶心、呕吐等消化道症状，麦氏点压痛明显，体温升高，白细胞增高，HCG 检测为阴性。超声检查：子宫正常大小，如有脓肿形成可与附件粘连，但包块在右下腹的位置较高。常与异位妊娠混淆，需结合临床综合分析。

4.卵巢肿瘤

卵巢妊娠需与卵巢肿瘤相鉴别，有些卵巢肿瘤可伴不规则阴道流血，如颗粒细胞瘤、卵泡膜细胞瘤。有些卵巢肿瘤短期内生长迅速，腹水大量渗出，易与异位妊娠相混淆。结合月经史、HCG 检查及穿刺腹腔游离液体可加以鉴别。

三、子宫畸形合并妊娠

（一）临床与病理

子宫畸形合并妊娠，子宫畸形可以是双子宫、双角子宫、纵隔子宫、残角子宫等。

1.双子宫合并妊娠

由于双子宫一侧子宫仅接受同一侧子宫动脉的血液供应，血供相对不足，故在孕早期蜕膜反应不良，流产率增高；同时在孕中期及晚期，可导致胎盘功能不全，胎儿生长受限发生率增高。严重时子宫胎盘缺血、缺氧，妊娠高血压综合征发病率较正常妊娠高 1 倍。

2.双角子宫合并妊娠

双角子宫可分为完全双角子宫、部分双角子宫及弓形子宫。完全双角子宫宫底完全不融合，宫角分离起始于宫颈内口处，与双子宫不同的是只有一个宫颈；部分双角子宫宫角分离距宫颈内口距离不一，子宫底部横断面如马鞍形，未分离的子宫体部仅为一个宫腔；弓形子宫是程度最轻微的双角子宫，仅宫底向子宫内腔突出，宫底凹陷，形如弓形。不同类型的双角子宫合并妊娠临床表现不一样。双角子宫流产率较高，可达 26%～61%。

3.纵隔子宫合并妊娠

多无明显临床症状。但纵隔子宫亦会导致不孕及流产。

4.残角子宫妊娠

妊娠早期无特殊表现。妊娠中期残角子宫破裂时其临床表现与异位妊娠类似，出现突发下腹剧痛，伴脸色苍白、手脚冰冷、大汗淋漓等休克症状。

（二）超声表现

1.双子宫合并妊娠

盆腔内可见双宫体、双宫颈。一侧宫体相对增大，该侧宫腔内可见妊娠囊、胚芽/胎儿及胎心搏动等妊娠特征。另一侧宫体相对较小，宫腔内无妊娠囊，但内膜增厚。

2.双角子宫合并妊娠

类型不同的双角子宫，合并妊娠的超声表现也不一样。完全双角子宫合并妊娠时与双子宫合并妊娠超声表现相似，只是前者仅见一个宫颈。部分双角子宫妊娠囊可见于一侧宫角，也可见于未分离的宫腔内。弓形子宫妊娠与正常子宫妊娠相似，只是宫底内凹，形如弓形。

3.纵隔子宫合并妊娠

宫底明显增宽，并见一带状低回声将宫腔分成左右两个，完全纵隔子宫低回声纵隔可从宫底延伸至宫颈内口甚至外口；不完全纵隔子宫低回声纵隔自宫底至宫颈内口以上的某个部位，左右侧宫腔内膜在宫颈内口上方融合。合并妊娠时，两侧宫腔不等大，妊娠囊位于一侧宫腔内，另一侧宫腔内膜增厚。

4.残角子宫妊娠

子宫内膜较厚，宫腔内未见妊娠囊，仅显示一侧宫角，对侧可见一明显突出的包块回声，内有妊娠囊结构，胚胎存活时可见胚胎及胎心搏动，妊娠囊周边有肌层环绕。

（三）鉴别诊断

1.子宫浆膜下肌瘤合并妊娠

子宫浆膜下肌瘤与宫体相连，呈圆形肿块，肿块常为低回声，CDFI 显示肿块周边可见环状血流信号，宫腔内可清楚显示妊娠囊。

2.腹腔妊娠

通过宫颈矢状切面后，向上追踪宫体，宫腔内不能显示妊娠囊，与残角子宫妊娠相似。但腹腔妊娠胚胎/胎儿周围无光滑而较厚的低回声子宫肌壁包绕，包块与子宫不相连，中、晚孕期胎儿与孕妇腹壁贴近，且腹腔妊娠包块与子宫无相连。

（四）临床意义

超声提示诊断子宫畸形合并妊娠后，临床通过加强监测，防止流产、早产及其他并发症的发生，且对清宫的处理及分娩方式的选择也有利。由于残角子宫肌层发育不良，常于妊娠中期破裂，引起大出血，危及患者生命，准确的超声判断有助于及时手术治疗。

四、盆腔肿物合并妊娠

（一）临床与病理

盆腔肿物可以是子宫肌瘤或附件包块等。子宫肌瘤合并妊娠，由于雌激素水平增高，会加速肌瘤生长，可发生红色变性，出现剧烈腹痛伴恶心、呕吐、发热、白细胞计数升高，较大肌壁间肌瘤由于机械性阻碍或宫腔畸形容易发生流产，较大的浆膜下肌瘤易发生蒂扭转，子宫颈部肌瘤较大时阻碍产道引起难产。附件肿物合并妊娠，附件肿物可以是妊娠前就已发生的肿物或者是促孕激素所致的卵巢肿物，可无明显临床表现，但易发生蒂扭转，较非孕期高3～5倍，发生蒂扭转时孕妇出现中下腹部绞痛，呈持续性或阵发性加重。这些附件肿物可以是肿瘤或囊肿等。

（二）超声表现

1.子宫肌瘤合并妊娠

子宫轮廓可不规则，病变部位可见实质性肿物，一般回声较低，呈类圆形，边界清晰，CDFI可探及少许血流信号。随着妊娠的进展，子宫增大，子宫壁伸展，肌瘤位置也随之发生变化。少数子宫肌瘤发生软化、红色变性等，有相应的超声表现。

2.附件肿物合并妊娠

合并蒂扭转时，患侧正常卵巢消失，出现异常回声包块，包块常较大，CDFI显示包块内血流信号稀少或无明显血流信号。

（三）鉴别诊断

子宫肌瘤合并妊娠应与子宫收缩波相鉴别。妊娠中、晚期常有子宫局部收缩，似肌瘤，动态观察可鉴别，子宫收缩波在数分钟后形态明显变化或完全消失。

（四）临床意义

子宫肌瘤对妊娠的影响视肌瘤的大小和部位而异，超声可判断肌瘤的部位、大小、回声改变等，这对临床处理非常重要。早孕期超声检查应对附件区详细观察，及时发现并诊断附件肿物，万一患者出现妊娠期急腹症时临床医师可以及时诊断并处理，如果蒂扭转处理不恰当，将严重影响孕妇及胎儿的安全，甚至死亡。

五、多胎妊娠

多胎妊娠是指一次妊娠同时有 2 个或 2 个以上胎儿的妊娠。人类的多胎妊娠中以双胎多见，三胎少见，四胎或四胎以上罕见。双胎妊娠可以是由 2 个独立的卵子或单个卵子受精而形成。大约 2/3 的双胎是双卵双胎，1/3 是单卵双胎。所有双卵双胎均是由 2 个胚泡种植而成，形成双绒毛膜囊双羊膜囊双胎妊娠。单卵双胎是在从卵裂到原条出现这一阶段，尚具有全能分化潜能的细胞群，每份都发育成一个完整胚胎的结果。根据 2 个全能细胞群分离时间的早晚不同，单卵双胎的绒毛膜、羊膜数目也不同，从而形成双绒毛膜囊双羊膜囊双胎、单绒毛膜囊双羊膜囊双胎、单绒毛膜囊单羊膜囊双胎。

（一）双胎类型的确定

1.早孕期双胎类型确定

（1）绒毛膜囊的计数：绒毛膜囊数等于妊娠囊数目。

于孕第 6～10 周，超声计数妊娠囊数目很准确，此时期通过超声显示妊娠囊数目可预测绒毛膜囊数。孕第 6 周以前超声可能会少计数妊娠囊数目，这种情况大约出现在 15% 的病例中。

（2）羊膜囊的计数

①双绒毛膜囊双胎妊娠的羊膜计数：由于羊膜分化晚于绒毛膜，双绒毛膜囊一定有双羊膜囊。妊娠囊和胚芽的数目为 1：1，因此，如果 2 个妊娠囊各自有单个胚芽或

胎心搏动则可诊断为双绒毛膜囊双羊膜囊双胎妊娠。

②单绒毛膜囊双胎妊娠的羊膜囊计数：单绒毛膜囊双胎妊娠，可以是双羊膜囊，也可以是单羊膜囊。如果超声显示1个妊娠囊内含有2个胚芽，则可能为单绒毛膜囊双羊膜囊或单绒毛膜囊单羊膜囊双胎妊娠。通过显示清楚羊膜囊数目或卵黄囊数目来确定羊膜囊数目。

2.中、晚期妊娠绒毛膜囊、羊膜囊的确定

（1）胎儿生殖器：双胎性别不同是由于源于2个不同的卵子受精，总是双绒毛膜囊双羊膜囊双胎妊娠，如果胎儿性别相同或外生殖器不能确定，则不能通过这个标准评估绒毛膜囊个数。

（2）胎盘数目：如果超声显示2个独立的胎盘则可确定为双绒毛膜囊双胎妊娠。但当2个胚泡植入地相互靠近，两胎盘边缘融合在一起时，超声则难以凭超声显示胎盘数目来区分单绒毛膜囊双胎和双绒毛膜囊双胎。

（3）双胎之间分隔膜：双绒毛膜囊双胎妊娠，两胎之间的分隔膜通常较厚，一般>1 mm或者显示为3～4层；单羊膜囊双胎妊娠，两者之间的分隔膜较薄或者只能显示两层。但是继发于羊水过少的贴附胎儿则难显示两者之间的分隔膜。

（4）双胎峰：在胎盘绒合的双绒毛膜囊双胎妊娠中，一个呈三角形与胎盘实质回声相等的滋养层组织，从胎盘表面突向间隔膜内。超声横切面呈三角形，较宽的一面与绒毛膜表面相连接，尖部指向两胎分隔膜之间。这一特征也是中、晚期区分双胎类型的一种有效方法。

（二）双胎及多胎妊娠的生长发育

1.双胎及多胎妊娠早期的生长特点

在多胎妊娠早期，头臀长（CRL）的生长和单胎妊娠相似。精确估计孕龄的办法是对所有胚胎的CRL进行平均，通过平均CRL估计孕龄。孕早期胚胎的生长主要受遗传因素的影响。子宫内的种植位置也起到很重要的作用。正常情况下，在孕早期CRL之间存在的差异较小，但是如孕早期CRL存在明显的差别，提示可能异常，如与预计的孕周相差 5 周以上极可能存在生长不协调，较小的那个胎儿均存在较大的先天畸形可能性。

2.双胎及多胎妊娠中、晚期的生长特点

迄今认为，在孕 27~30 周双胎的生长率与单胎相似，在以后的妊娠中，双胎增加体重较单胎慢。

3.双胎体重生长的不协调

双胎之间生长不协调的定义为体重相差 20%以上，据报道可发生在 23%的双胎妊娠。生长不协调的原因很多：①双卵双胎中可能存在潜在的不同遗传基因，但通常不会引起明显的生长不协调；②无论是单卵双胎或双卵双胎，结构畸形，非整倍体染色体畸形，都可能仅影响双胎之一，导致严重的生长不协调；③胎盘的不平衡，双胎之一由于不良胎盘支持，可能会阻碍该胎儿的生长；④在单绒毛膜囊双胎，2 个胎儿共享一个胎盘，两胎儿通过胎盘产生不平衡的血管短路引起严重的生长不协调，结果产生双胎输血综合征。相对体重基本相等的双胎而言，生长不协调双胎的发病率和死亡率明显增高。

（三）双胎妊娠与胎儿畸形

双胎及多胎妊娠时，胎儿先天性畸形的发生率较单胎妊娠高。两胎儿可能均有畸形，所发生的畸形可以相同，也可以完全不同；可以出现一胎儿完全正常，而另一胎儿却有严重的畸形，即使是单卵双胎妊娠也不例外。双胎妊娠胎儿畸形除存在一些与单胎妊娠相同的畸形外，还存在一些与双胎有关的特殊畸形。

1.联体双胎

（1）临床与病理：联体双胎是罕见的畸形，发生率为 1/50 000 到 1/100 000。联体双胎只发生在单绒毛膜囊单羊膜囊（即单卵）双胎妊娠中。联体双体可分为相等联胎（对称性联胎）和不相等联胎（不对称性联胎），后者两胎大小不一，排列不一，小的一胎又称为寄生胎。

对称性联胎有多种类型，常根据两胎相连融合的解剖部位来命名，其命名一般在相连融合的解剖部位后加上"联胎"即为某种联胎畸形。如头部联胎指头与头相连，胸部联胎指胸与胸相连、腹部联胎指腹与腹相连等。此类联胎一般为前后相连的联胎，相连融合的范围一般较局限，仅为身体的某一部分相连。如果为侧侧相连融合的联胎，相连融合的范围一般较广泛，常从头或臀开始向下或向上出现身体侧侧广泛融合，且常融合至胸部，这种大范围、多部位的联胎习惯上用未融合的解剖结构来命名，如双头畸形，指胸、腹部广泛相连而头部未相连，有两个完整的头。

（2）超声表现：联体双胎的类型不同，超声表现亦不同，其超声特征有：①两胎胎体的某一部位相连在一起不能分开，相连处皮肤相互延续；②胎儿在宫内的相对位置无改变，总是处于同一相对位置，胎动时亦不会发生改变；③两胎头总是在同一水平，出现胎动后亦不会发生胎头相对位置的明显改变；④仅有 1 条脐带，但脐带内的血管数增多，有 3 条以上血管；⑤早孕期检查时，如果胚胎脊柱显示分叉时应高度怀疑联体双胎的可能，应在稍大孕周后进行复查以确诊；⑥大多数联体双胎在腹侧融合，面部表现为面对面，颈部则各自向后仰伸。最常见的类型为胸部联胎、脐部联胎、胸脐联胎；⑦双头联胎时，常为侧侧融合，其融合范围广泛，可在颈以下完全融合在一起；⑧寄生胎为不对称性联体双胎，表现为两胎大小不一，排列不一，一个胎儿各器官可正常发育，而另一个较小的寄生胎则未能发育成形，声像图上有时类似一种物样图像。

（3）鉴别诊断：主要与口腔畸胎瘤、骶尾部畸胎瘤等相鉴别。

（4）临床意义：大多数联体双胎会早产，约 40%死胎，约 35%在出生后 24 小时内死亡。存活者根据联体的具体部位不同及是否合并其他畸形，其预后不同。胎儿产后生存能力取决于联体的器官及该器官的融合程度以及是否能进行外科分离手术。

2.无心畸胎序列征

（1）临床与病理：无心畸胎序列征又称动脉反向灌注综合征，发生率在所有妊娠中约为 1/35 000，在单卵双胎中约为 1%。无心畸胎对双胎均是一种致死性的严重畸形。

无心畸胎序列征只发生在单卵双胎妊娠中。一胎发育正常，另一胎为无心畸形或仅有心脏痕迹或为无功能的心脏。发育正常的胎儿称为"泵血"儿，泵血儿不仅要负责其自身的血液循环，而且要负责无心畸胎的血液供应，因此，无心畸胎又是受血儿。泵血儿与受血儿之间的血管交通非常复杂，但两者之间至少必须具备动脉-动脉及静脉-静脉两大血管交通才能完成上述循环过程。由于无心畸胎血液供应源于泵血胎儿脐动脉血液（静脉血），首先通过髂内动脉供应无心畸胎的下部身体，使下部身体发育相对较好，而上部身体由于严重缺血缺氧而出现各种不同的严重畸形。泵血儿由于高心排血量，常会导致心力衰竭、羊水过多及胎儿水肿。

（2）超声表现：①双胎儿中一胎形态、结构发育正常，另一胎出现严重畸形，以上部身体严重畸形为主，可有下部身体，如双下肢等结构；②无心畸胎体内常无心脏及心脏搏动，如果无心畸胎存在心脏残腔或心脏遗迹，可有微弱的搏动；③上部身体严重畸形，可表现为无头、无双上肢、胸腔发育极差；④部分无心畸胎上部身体结构难辨，仅表现为一不规则实质性团块组织回声，内部无内脏器官结构；⑤无心畸胎常有广泛的皮下水肿声像改变，在上部身体常有明显的水囊瘤；⑥频谱及彩色多普勒血流显像可显示无心畸胎脐动脉及脐静脉内血流方向与正常胎儿者相反，无心畸胎脐动脉血流从胎盘流向胎儿髂内动脉达胎儿全身，脐静脉血流从胎儿脐部流向胎盘，正好与正常胎儿脐动脉、静脉血流方向相反。

（3）鉴别诊断：双胎之一死产。在妊娠较早时期检查，无心畸胎二维声图像与双胎之一死产类似，彩色多普勒较容易鉴别两者，双胎之一死胎中无血流信号显示，无心畸胎可检查血流信号。另动态追踪观察，也可以鉴别两者，无心畸胎会继续生长、增大。

（4）临床意义：无心畸胎的病死率为100%，结构正常的泵血胎儿病死率可达50%，后者死亡的主要原因是早产及充血性心力衰竭。本病为散发性，家族遗传倾向尚未见报道。

泵血儿出现充血性心力衰竭常提示预后不良。无心畸胎与泵血儿之间的体重比可作为泵血儿预后好坏的指标。有学者报道，该体重比＞70%的泵血儿早产、羊水过多、心力衰竭的发生率明显高于体重比＜70%者。

本病的治疗方面，目前的一个显著进展是栓塞或结扎无心畸胎的脐动脉，可取得良好效果。亦有用地高辛治疗胎儿心力衰竭，用吲哚美辛治疗羊水过多的报道。

（四）双胎输血综合征（TTTS）

1.临床与病理

双胎输血综合征（TTTS）是指 2 个胎儿循环之间通过胎盘的血管吻合进行血液输注，从而引起一系列病理、生理变化及临床症状。TTTS 在单绒毛膜囊双胎妊娠中的发生率为 4%～35%，在所有双胎妊娠中发生率约为 1.6%。

2.超声表现

（1）两胎儿性别相同，只有一个胎盘，在双胎胎盘的连接处，见"T"字形征，两胎间分隔膜薄。

（2）两个羊膜囊体积有差异，受血儿羊水过多，最大羊水深度≥8 cm，膀胱增大；供血儿羊水过少，最大羊水深度≤2 cm，不见膀胱，严重时出现胎儿"贴附"在子宫壁上，贴附儿常贴于子宫前壁和侧壁。

（3）由于受血儿心排血量增加，严重时会出现胎儿水肿或有充血性心力衰竭，表现为心脏增大、胸腔积液、腹水、心包积液、三尖瓣 A 峰＜E 峰，并可出现三尖瓣返流等。

（4）胎儿各生长参数有明显不同。两胎儿间体重估计相差＞20%或腹围相差＞20 mm。此外，有学者认为，两胎股骨长相差＞5 mm。双胎之间生长参数不同仅能作为参考，而不能作为诊断标准。

（5）根据双胎输血综合征超声表现，将 TTTS 分为I～V级。

I级：一胎羊水过多，另一胎羊水过少，供血儿的膀胱仍然可以显示。

II级：供血儿的膀胱不显示（经过 60 分钟后的再次复查确定），胎儿肾衰竭。

III级：供血儿膀胱不显示，同时具有特征性多普勒频谱异常：脐动脉舒张末期血流消失或反向血流；受血儿膀胱增大，同时具有特征性多普勒频谱异常：脐静脉血流呈搏动性,静脉导管心房收缩期反流(A 波反向)。

IV级:受血儿或 2 个均水肿。

V级:双胎之一或 2 个均死亡。

3.鉴别诊断

(1)双胎之一胎羊膜早破:羊水外漏时,该胎儿羊水少可表现为"贴附儿",在双绒毛膜囊及单绒毛膜囊双胎中均可发生,应与双胎输血综合征相鉴别。前者另一胎羊水正常,且不会出现 TTTS 受血儿的改变,如水肿、膀胱增大等。

(2)双胎之一胎儿生长受限(FGR):大胎儿羊水正常;TTTS 大胎儿(受血儿)羊水过多。如果鉴别有困难,可通过检测胎儿心排血量对两者进行鉴别,双胎儿之一FGR 大胎儿的心排血量正常,TTTS 受血儿的心排血量增多。

4.临床意义

双胎输血综合征的严重程度取决于吻合血管的大小、范围、部位及分流发生的时间。如果发生在 12～20 周,可能导致双胎之一死产,形成纸样胎儿。如果发生在 20周以后,可能发生典型的 TTTS。据报道发生在孕 28 周以前未治疗的 TTTS 者其围生儿死亡率可高达 90%～100%;孕 28 周后发生 TTTS 者,其围生儿死亡率亦可达 40%～80%。围生儿一胎宫内死亡则可造成存活儿的大脑、肾、肝等血管梗死,存活儿中 27%有神经系统后遗症。近年随着激光治疗开展和技术水平不断提高,胎儿存活率也由 2004年的 57%上升到 2007 年的 77%。

六、胎儿生长受限

胎儿生长受限(FGR)是指孕 37 周后,胎儿出生体重<2500g;胎儿体重小于正常值的第 10 百分位数或低于同孕龄平均体重的 2 个标准差。

(一)病理与临床

临床表现为孕妇子宫大小与孕周不符,宫高低于正常宫高平均值 2 个标准差,孕妇体重增加缓慢或停滞。凡能影响以下环节均可导致 FGR,如营养物质和氧气传输至胎盘、通过胎盘或胎儿对这些物质的吸收、胎儿生长速度的调节。这些影响因素可分为母体因素、子宫因素、胎盘因素和胎儿因素。

胎儿生长受限将胎儿可分为匀称型（头部和身体成比例减小）和非匀称型（腹围缩小与头部、肢体不成比例）。匀称型生长受限是孕早期暴露于化学物品、发生病毒感染或非整倍体引起遗传性细胞发育异常等造成头部和身体成比例减小。非匀称型是在孕晚期因高血压等引起的胎盘功能下降，从而使反映肝大小的胎儿腹围减小，而大脑和头部可正常发育。

50%的 FGR 病例病理学检查发现胎盘存在异常，其中最常见的胎盘异常包括胎儿血管血栓形成、慢性胎盘缺血、慢性绒毛膜炎，少见的异常包括梗死、慢性绒毛间质炎和感染性慢性绒毛炎。

（二）超声表现

1.FGR 的二维超声表现

（1）生长参数异常：头围（HC）、腹围（AC）、股骨长（FL）低于正常平均值的 2 个标准差（M-2SD），匀称型 FGR 的 HC/AC 比值正常；非匀称型 FGR 的 HC/AC（或 FL/AC）比值异常增加。

（2）胎儿大小与生长：当胎儿体重低于平均数的 2 个标准差或低于第 10 百分位数，可能为小于胎龄儿或 FGR，但 FGR 者多次超声评价可见生长速度降低，小于胎龄儿者稳定生长。

（3）FGR 常合并羊水过少。当合并羊水增多时，胎儿染色体异常风险明显增高。

2.FGR 的多普勒超声表现

多普勒超声可以支持 FGR 的诊断，但不可排除 FGR 的可能。

（1）子宫动脉：在孕 34 周以前检查母体子宫动脉多普勒较有意义，主要表现为子宫动脉血管阻力增高，舒张早期出现明显切迹。

（2）脐动脉：正常情况下，孕晚期脐动脉 S/D≤3。脐动脉多普勒频谱舒张期成分减少、缺如或逆向，提示胎盘功能不良，胎盘循环阻力增高。脐动脉舒张末期血流缺如或反向者，围生儿死亡率高，结局极差。

（三）鉴别诊断

小于胎龄儿：小于胎龄儿稳定生长，生长速度正常，且多普勒超声脐动脉、子宫动脉等频谱无异常改变。

（四）临床意义

怀疑 FGR 者应进行脐血管穿刺染色体核型分析，每 2～3 周超声检查一次，了解羊水量、胎儿生长速度及多普勒参数的变化。

七、巨大胎儿

新生儿体重达到或超过 4 000g 者为巨大胎儿。

（一）临床表现与病理

糖尿病孕妇、孕妇肥胖或身材高大的父母易导致巨大胎儿的发生。

临床表现：孕妇肥胖、孕期体重增加明显，腹部明显膨隆，子宫长度＞35.0 cm。

（二）超声表现

胎儿生长指标超过正常范围，胎儿双顶径（BPD）、HC、AC、FL、体重均超过正常值上限。部分巨大胎儿 BPD（HC）不超过正常值的上限，但 AC、体重超过正常值范围的上限。此外，巨大胎儿常合并羊水过多。

（三）临床意义

巨大胎儿分娩时可出现头盆比例相不称，出肩困难，发生难产的概率高，肩难产可造成新生儿臂丛神经损伤、锁骨骨折、颅内出血等分娩并发症，甚至可造成新生儿死亡。母亲方面则可发生严重产道裂伤，甚至子宫破裂、尾骨骨折、尿漏等，因此，产前超声预测巨大胎儿，指导分娩方式选择，对围生期保健有重要意义。

八、子宫颈功能不全

子宫颈功能不全亦称宫颈内口闭锁不全或子宫颈口松弛症，指妊娠期宫颈过早地松弛、扩张，呈漏斗样变，剩余宫颈长度短，羊膜囊突入宫颈管内，到一定程度则发生羊膜破裂，是造成习惯性流产及早产的一个主要原因。

（一）临床与病理

子宫颈功能不全患者的宫颈含纤维组织、弹性纤维及平滑肌等均较少或由于宫颈内口纤维组织断裂、峡部括约肌能力降低，使宫颈呈病理性扩张和松弛。病因大致有如下几种。①分娩损伤，产时扩张宫颈均引起子宫颈口损伤，如急产、巨大儿、子宫口未开全行臀位牵引术、产钳术等；②人工流产时扩张宫颈过快、过猛；③宫颈楔形切除术后；④子宫颈发育不良。

孕妇常有明确的反复中期妊娠自然流产病史，流产时往往无下腹痛而宫颈管消失，在非孕期宫颈内口可顺利通过 8 号宫颈扩张器。

（二）超声表现

当怀疑子宫颈功能不全时，常采用经会阴超声检查，也可经阴道超声检查。经会阴超声检查时探头用无菌手套包裹后置于左、右侧大阴唇之间，探头纵轴与阴唇平行。探头可前、后、左、右摆动，尽可能显示宫颈及宫颈内口情况。

正常情况下，孕妇宫颈长≥3.0 cm。子宫颈功能不全表现为宫颈管长度缩短≤2.0 cm，宫颈内口扩张，扩张的宫颈管呈"V"字形、"Y"字形、"U"字形或"T"字形，羊膜囊突入宫颈管内。

（三）临床意义

子宫颈功能不全常导致习惯性流产和早产。超声可以观察子宫内口、子宫颈管，测量宫颈长度，对诊断子宫颈功能不全有重要价值，可使临床提早注意并预防，避免不良后果发生。

九、胎死宫内

胎死宫内是指妊娠物从母体完全排出之前胎儿发生死亡，胎心停止搏动。不同国家对胎死宫内的孕周界定不一，我国死胎的定义为孕 20 周以后的胎儿死亡及分娩过程中的死产。

（一）病理与临床

胎儿严重畸形、脐带打结、胎盘早剥等可造成胎儿宫内死亡。孕妇自觉胎动消失，子宫不再增大。腹部检查：宫高与停经月份不相符，无胎动及胎心音。胎儿死亡时间长于 4 周，孕妇可感到乏力、食欲缺乏、下腹坠痛或有少量阴道出血。

（二）超声表现

胎死宫内时间较短者，胎儿形态结构无明显变化，实时二维、M 型、多普勒超声均显示胎儿无胎心搏动和胎动征象，CDFI 检测胎体、胎心均无血流信号，羊水、胎盘无明显变化。

胎死宫内时间较长者，除无胎心搏动和胎动外，还可出现明显形态学异常，包括胎儿全身水肿，皮肤呈双层回声；颅骨重叠，颅内结构模糊不清；脊柱弯曲度发生改变，甚至成角；胸腹腔内结构模糊不清，可见胸腔积液或腹水；胎盘肿胀，内部回声减弱，绒毛膜板模糊不清，甚至胎盘轮廓难以分辨、成片状或团状强回声；羊水无回声区内出现大量漂浮点状回声，羊水量减少。

（三）临床意义

胎死宫内超过 4 周后可能引起母体凝血功能障碍。因此，超声及时诊断，使死胎尽快排出母体，可防止胎盘组织发生退行性改变，释放凝血质进入母体循环，引起弥散性血管内凝血。

十、羊水过多与过少

（一）羊水过多

妊娠晚期羊水量超过 2 000 mL 为羊水过多。它分慢性羊水过多和急性羊水过多两种，前者是指羊水量在中晚期妊娠即已超过 2 000 mL，呈缓慢增多趋势，后者指羊水量在数日内急剧增加而使子宫明显膨胀。

1.病理与临床

任何导致胎儿尿液生成过多、吞咽受阻（消化道闭锁、神经管缺陷、颈部肿物、膈疝、多发性关节挛缩、13-三体、18-三体）、羊膜与绒毛膜电解质转运异常（糖尿病、感染）都可导致羊水过多。

羊水过多常出现于中期妊娠以后，伴有孕妇腹围大于孕周，腹部不适或子宫收缩等。90%病例表现为缓慢发展过程，10%病例可表现为严重急性羊水增多。急性羊水过多者，子宫迅速增大造成的机械性压迫导致孕妇出现一系列的症状，压迫膈肌导致呼吸急促，压迫盆腔血管导致外阴及下肢水肿，偶见压迫输尿管引起少尿。临床检查方法包括测量宫高及腹部触诊，当出现腹部紧张、胎儿肢体触诊或胎心听诊不清时可提示羊水过多。

2.超声表现

羊膜腔内可见多处羊水较深的区域，胎儿自由漂浮、活动频繁且幅度大，胎盘变薄，AFI≥20.0 cm 或最大羊水池深度＞8.0 cm 为羊水过多。

羊水过多时，应仔细认真观察胎儿有无合并畸形存在，较常见的胎儿畸形有神经管缺陷，以无脑儿、脊柱裂最多见，其次为消化道畸形，主要有食管闭锁、十二指肠闭锁等，胎盘绒毛膜血管瘤、双胎输血综合征等也常导致羊水过多。

3.临床意义

超声检查包括评估羊水量及详细的胎儿解剖学结构检查，是寻找导致羊水过多原因的重要影像诊断工具，如果超声未发现胎儿畸形，临床上可根据羊水增长的速度及临床症状、孕周大小决定处理方案。

（二）羊水过少

妊娠晚期羊水量＜300mL 为羊水过少。

1.病理与临床

导致羊水过少的原因有双肾缺如、双肾发育不全、多囊肾、双侧多发性囊性发育不良肾、尿道梗阻、严重胎儿生长受限、胎膜早破、染色体异常（通常为三倍体）等。胎盘功能不良者常有胎动减少。胎膜早破者有阴道流液。腹部检查：宫高、腹围较小。

2.超声表现

超声检查时目测羊水无回声区总体上少，图像上很少出现羊水无回声区，胎儿紧贴子宫壁，胎儿肢体明显聚拢，胎动减少，最大羊水池深度<2.0 cm 或 AFI<5.0 cm。

发现羊水过少时，应进行详细系统胎儿畸形检查，尤其胎儿泌尿系统畸形，如双肾缺如、双侧多囊肾、双侧多发性囊性发育不良肾、尿道梗阻、人体鱼序列征等。

3.临床意义

超声检查亦是寻找导致羊水过少原因的重要影像诊断工具，重点应注意胎儿泌尿系统的解剖结构检查。对于确诊羊水过少且不伴有胎膜早破及胎儿异常的患者，超声还可以每周随诊以监护胎儿生长发育，包括羊水量、脐动脉多普勒检查及妊娠 26 周以后的生物物理评分等一系列生长指标监测。

参考文献

[1]刘艳龙，伍强，崔岩.超声诊断与治疗[M].南昌：江西科学技术出版社，2019.

[2]李晓艳，苏小勇，杨舟.实用超声诊断学[M].南昌：江西科学技术出版社，2019.

[3]李琳，董越，石磊.肿瘤 CT 诊断[M].北京：科学出版社，2018.

[4]徐克，龚启勇，韩萍.医学影像学[M].8 版.北京：人民卫生出版社，2018.

[5]王金锐，周翔.腹部超声诊断学[M].北京：人民卫生出版社，2019.

[6]谢明星，田家玮.心脏超声诊断学[M].北京：人民卫生出版社，2019.

[7]王骏，陈峰，潘珩.医学影像技术学[M].北京：科学出版社，2017.

[8]曹厚德.现代医学影像技术学[M].上海：上海科学技术出版社，2016.

[9]余建明，李真林.医学影像技术学[M].4 版.北京：科学出版社，2018.

[10]许乙凯，吴仁华.医学影像学[M].西安：西安交通大学出版社，2017.

[11]姜玉新，冉海涛.医学超声影像学[M].2 版.北京：人民卫生出版社，2016.

[12]郭英.CT 技术原理与操作技巧[M].北京：科学出版社，2019.

[13]陈亮，马德晶，董景敏.实用临床 MRI 诊断图解[M].2 版.北京：化学工业出版社，2019.

[14]陈智毅.生殖超声诊断学[M].北京：科学出版社，2018.

[15]陈宝定，鹿皎.临床超声医学[M].镇江：江苏大学出版社，2018.

[16]冯艳，王萍，王红霞.实用临床 CT 诊断图解[M].2 版.北京：化学工业出版社，2018.

[17]胡春洪，吴献华，范国华.放射影像诊断技能学[M].北京：人民卫生出版社，2016.

[18]林晓珠，唐磊.消化系统 CT 诊断[M].北京：科学出版社，2018.

[19]陈懿，刘洪胜.基础医学影像学[M].武汉：武汉大学出版社，2018.

[20]张卫萍，谢寰彤，甘泉.MRI 技术与实验 [M].镇江：江苏大学出版社，2018.

[21]江浩.急腹症影像学[M].2 版.上海：上海科学技术出版社，2017.

[22]穆玉明.临床超声医学实践[M].北京：人民卫生出版社，2015.

[23]夏瑞明，刘林祥.医学影像诊断学[M].3 版.北京：人民卫生出版社，2015.

[24]徐霖，罗杰，陈平有.实用医学影像学手册[M].北京：华中科技大学出版社，2015.

[25]王浩.阜外医院心血管超声模板[M].北京：中国医药科技出版社，2016.

[26]曹厚德，詹松华.现代医学影像技术学[M].上海：上海科学技术出版社，2016.

[27]冯晓源.现代影像学[M].上海：复旦大学出版社，2016.

[28]黄道中，邓又斌.超声诊断指南[M].北京：北京大学医学出版社，2016.

[29]郭万学.超声医学[M].人民军医出版社，2011.

[30]傅先水，张卫光.肌骨关节超声基础教程[M].人民军医出版社，2015.

[31]任卫东，常才.超声诊断学[M].人民卫生出版社，2013.

[32]房勤茂.肌肉骨骼系统超声医学[M].人民军医出版社，2014.

[33]郭瑞军.肌肉骨骼系统超声学[M].人民卫生出版社，2008.